Que tus alimentos sean tu medicina

PROF. FELIPE HERNÁNDEZ RAMOS

QUE TUS ALIMENTOS SEAN TU MEDICINA

El poder terapéutico
de la alimentación inteligente

integral

© Felipe Hernández Ramos, 2003
Los derechos de la obra han sido cedidos
mediante acuerdo con International Editors' Co.
© de esta edición: RBA Libros S.A., 2018
Diagonal, 189 – 08018 Barcelona.
rbalibros.com

Primera edición en esta colección: abril de 2018.

RBA INTEGRAL
REF: RPRA419
ISBN: 978-84-9118-127-9
DEPÓSITO LEGAL: B-5.035-2018

FOTOCOMPOSICIÓN · DAVID ANGLÈS

Impreso en España · *Printed in Spain*

El papel utilizado para la impresión de este libro es cien por cien
libre de cloro y está calificado como papel ecológico.

CONTENIDO

Dedicado...

A mi padre, Felipe Hernández Cortés, el origen y aliento de mi dedicación en el campo de la salud. Caballero en una época que adolece de ellos, honesto y leal, fuente de inspiración en mis años de progreso.

A mi madre, ya fallecida, pero que me dejó como herencia un tesoro de gran valor: los principios que guían mi vida.

A mi esposa Marta, por haber sido durante años la mejor compañera de viaje y sacar de sus entrañas los dos tesoros que alegran nuestra vida.

AGRADECIMIENTOS

A los profesionales que admiro por su precursora visión de la salud y que han influido de alguna manera sobre mi trabajo, los doctores C. Lagarde, J. Seignalet, L. Pauling, J. Fradin, la Dra. Kousmine y a aquellos que mantuvieron «encendida la antorcha» de la dietoterapia a pesar de enfrentarse a «gigantes de dos cabezas», como José Castro, Manuel Lezaeta, Álvarez Mudarra, Oriol Avila, Domingo Belsolla y otros.

PRÓLOGO
DE LUIS ARNÁIZ DURÓ DE PARADÍS

Los que con entera dedicación e interés se entregan tanto a la enseñanza como a la práctica vocacional de cualquier profesión suelen decir que sienten «ese gusanillo...» cuando, ávidos e insaciables de conocimientos, escudriñan las librerías especializadas o editoriales, buscando los manuales más actualizados, manejables, claros, completos y asequibles.

Suele también sentirse cuando se inicia la lectura de un párrafo que aporta el conocimiento deseado, aunque éste esté al principio, en la mitad o al final del libro.

A la mayoría de los profesionales que «vocacionamos» desde hace años en la terapéutica ortomolecular, ya sea por nuestra condición discrepante de la oficialidad oficiosa, por nuestro acusado sentido crítico, o acaso por naturaleza, nos es difícil encontrar literatura con la que sintamos «ese gusanillo...» en alguno de sus capítulos. Quizá sea por intuir las orientaciones tendenciosas que se encubren en muchos de ellos, o porque sus contenidos estén necesitados de sabiduría, quizás por lo de «al zorro viejo, ni huesos ni pellejo».

Mi experiencia personal sobre cuándo siento «ese gusanillo...» es bastante amplia. Me tomo tiempo libre y deambulo erráticamente por librerías especializadas, sin saber ni cómo ni dónde hallar lo que busco, pero sé reconocerlo cuando lo encuentro, ya que tiene que reunir unas características que, cada vez más, se me hacen difíciles de encontrar en un libro. Me gusta que tenga un cierto aire de denuncia y reivindicación, ineluctablemente sin proselitismos afiliativos, y es imperioso que el contenido me aporte nuevas experiencias cognitivas que sean capaces de envolverme en una crisis intelectual, cuyo estado de exaltación y a la vez de serenidad me impulse al deseo, como por encantamiento, de volverlo a leer una o varias veces hasta empaparme de él.

Hoy y aquí, presumo de poder difundir la gran amistad que me une con el autor de este libro, quien me ha hecho percibir las sensaciones que describo. Y presumo también de no tener que emitir mi juicio sujeto a ello. El libro es auténticamente bueno, incluso más de lo que me podía imaginar, aunque, razonando un poco, me parece totalmente obvio que un individuo de su perfil «deba» hacer una obra tan relevante. Su condición de abnegado pedagogo y brillante profesional son condiciones indispensablemente requeridas para saber qué es lo que hay que escribir sobre la materia para hacernos sentir, párrafo a párrafo, «ese gusanillo...».

Todos los que le conocemos sabemos que la calidad humana, la modestia y la humildad son algunas de sus grandes y generosas virtudes y una constante en él, motivo por el cual me «fastidia» no poderle regañar cuando en el capítulo «Reflexiones a modo de conclusión» hace referencia a «lo complicado de presentar un libro que contenga la premisa de poder leerse con interés tanto por el profano como por el profesional que, tímidamente, inicia su acercamiento hacia la dietoterapia y la nutrición ortomolecular».

Allá por el año 1984, «tímidamente, comencé mi acercamiento hacia la terapéutica ortomolecular», y hoy, cuando he terminado de leer este libro, me he percatado de que todavía estoy «acercándome tímidamente...», quizás por las veces que he sentido «ese gusanillo...» en muchos de los párrafos de todos sus capítulos.

No es éste, ni mucho menos, un libro-manual del que sólo puedan sacar provecho los iniciados; su contexto abarca todos los estratos del mundillo profesional al que va destinado. En él podemos encontrar no sólo la compilación de muchas cosas que «ya debiéramos saber los que no las sabíamos», sino unas reflexiones de altísimo nivel cognitivo y un estudio detallado de todos los elementos que son imprescindibles en cualquier tratamiento de base.

Tengo que agradecer al autor el honor que ha supuesto para mí poder escribir el prólogo de una obra destinada de una forma tan clara y magistral al mantenimiento del sentido que tiene el interés humano, que está y debe seguir estando muy por encima de cualquier interés material, exponiendo así la fórmula más positiva y contundente para influir en el extraordinario progreso que la terapéutica ortomolecular está experimentando.

P. D.

Permíteme, amigo Felipe, que me tome la libertad de «tomarte la palabra», aprovechando el evento, exhortándote a que otro día lo más próximo posible (espero que sea mañana mismo) empieces a elaborar el trabajo que nos has prometido sobre nutrición y salud mental. Me he quedado otra vez sintiendo «ese gusanillo...».

LUIS ARNÁIZ DURÓ DE PARADÍS
Médico Especialista en Terapéutica Ortomolecular
Presidente de S.E.M.O.
(Sociedad Española de Medicina Ortomolecular)

PRÓLOGO
DEL DOCTOR CLAUDE LAGARDE

Con gran placer he aceptado escribir este prefacio del libro de Felipe Hernández, fruto de su gran experiencia práctica y su enorme espíritu de síntesis.

Excelente terapeuta, curioso y racional, ávido por comprender a la vez el origen de las enfermedades y cómo tratarlas, Felipe Hernández se involucró con pasión y plenamente con nuestro concepto de Nutrición Celular Activa, campo en el que se ha convertido en un experto conocido y reconocido por todos.

Para que cada uno de nosotros pueda cuidar su salud, es necesario conocer los grandes principios de una alimentación sana y de la desintoxicación celular activa; este libro facilita esta tarea al proponernos una reflexión sintética sobre las diferentes teorías alimentarias y las moléculas nutricionales indispensables para la vida.

Ha logrado desarrollar las últimas nociones científicas de biología celular, disciplina que considero cada vez más importante, y que está en el origen de muchas de las largas conversaciones que hemos y seguiremos manteniendo, llenas de curiosidad y de comprensión mutuas.

Mi profunda convicción es que hay que leer con atención este libro para abrirse a la vía de la salud y la vitalidad, y poder así comprender las grandes bases de la biología y, por lo tanto, de la vida.

Para terminar este prefacio, me gustaría agradecer a Felipe esta voluntad de compartir sus conocimientos, así como felicitarle por la gran calidad de su trabajo, que ha permitido la redacción de este libro, rico en información útil y práctica tanto para los pacientes como para los terapeutas.

CLAUDE LAGARDE
Dr. en Biología – Dr. en Farmacia
Experto en nutrición celular

NOTA DEL AUTOR

Esta publicación no pretende aportar ideas inéditas ni reflexiones grandilocuentes. Mi único objetivo es suministrar una **herramienta de trabajo,** un manual de uso práctico para que cualquier persona, profesional de las Ciencias de la Salud o profano, entienda la estrecha relación que existe entre alimentación y salud, al tiempo que obtiene toda una serie de directrices que le permitirán construir o reconstruir una dietética diaria que fomente o ayude a recuperar ese bien tan preciado.

Es cierto que la salud depende también de otros factores vitales, además de los dietéticos, como el equilibrio emocional o el ejercicio físico regular. No obstante, en esta limitada obra no podemos analizar estos otros factores que, sin embargo, abordaré en una futura segunda parte de lo que yo denomino el Método I.N.C.A.

Este manual está dividido en 3 secciones:

- La primera trata las **razones por las que debemos cuidar la alimentación** y suministrar un aporte adicional de nutrientes esenciales, además de **desenmascarar algunos de los engaños dietéticos mejor camuflados de nuestro tiempo.**

- La segunda se centra en **la metodología de trabajo que muchos profesionales de la salud** y expertos en nutriterapia, con buena formación y experiencia, **utilizamos** en la práctica diaria.

  En estos últimos años, la llamada **nutrición celular activa o nutrición ortomolecular** ha cobrado un auge espectacular, fruto de sus incontestables éxitos. Por este motivo, en esta segunda parte recordaré algunas de las nociones fundamentales de estas técnicas prosalud que se sustentan en la biología nutricional y la bioquímica, respaldando de manera científica la máxima: «Que tu alimento sea tu medicina».
- La tercera parte presenta una **tabla de dietoterapia práctica para fortalecer los diferentes órganos y sistemas.**

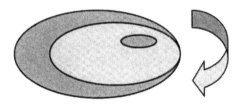

PRIMERA PARTE

ALIMENTARSE DE MANERA CONSCIENTE

I

DE LA CONTROVERSIA

Cualquier investigador de la salud que se precie no dudará en afirmar que ésta depende de factores constitucionales o hereditarios y medioambientales o, como otros llamarían, «del entorno».

Cada día nos aseguran que la duración de la vida está programada genéticamente, como si todos estuviéramos predestinados a «nuestro final», independientemente de lo que hagamos con nuestra vida y nuestro cuerpo. No obstante, si esto fuera así, cualquier tipo de profilaxis de la salud, desde lo más esencial (no fumar, hacer ejercicio, evitar las grasas saturadas o la exposición continuada al estrés, etc.) hasta las medidas terapéuticas más avanzadas serían inútiles. Creo que ésta es la manera de pensar de los «inconscientes», aquellos que todavía arguyen diciendo que han visto a personas llegar a ser muy, muy ancianas con malos hábitos, como fumar o beber alcohol con frecuencia o comer grasas animales, y comentarios de este estilo. Yo suelo responder que sería interesante saber hasta qué edad hubieran llegado estos «poderosos metabolismos» de haberse cuidado convenientemente, o cómo hubieran disfrutado de una mejor calidad de vida sus últimos años, o qué tipo de entorno (aire, agua, vivencias, etc.) prosalud actuaba de manera «compensatoria». En fin, como dice el Dr. Claude Lagarde, en un entorno idóneo, con una alimentación adecuada y una buena herencia constitucional, deberíamos vivir hasta los ciento veinte años.

Creo que sería de necios negar que las opciones que tomamos respecto a nuestra manera de vivir pueden interaccionar con la genética para determinar la calidad de vida que experimentamos en las postrimerías de ésta.

Tanto se ha escrito ya sobre el efecto de la dieta en la salud, y tantos métodos y dietas se han presentado como la mejor opción, que no quiero caer en la frivolidad de presentar una «dieta maravillosa» como la ideal para todo el mundo. Esto sería una estupidez, ya que cada individuo tiene unas necesidades nutricionales particulares, fruto de su terreno biológico dominante.

Algunos autores y terapeutas sostienen, a veces a ultranza, que la dieta ideal es la vegetariana, porque es acorde a la fisiología humana y porque las estadísticas indican que existe una menor incidencia de cáncer y enfermedades cardiovasculares entre ellos. Otros profesionales e investigadores contestarían que es la conciencia del cuidado general de su salud y el hecho de comer menos grasa y más fibra lo que realmente marca la diferencia, y no el ser estrictamente vegetariano. Yo debo añadir también que no pocos vegetarianos comen alimentos de mala calidad o los cocinan de manera incorrecta o, por ignorancia, no consumen las cantidades óptimas de ciertos nutrientes. Por ilustrarlo de alguna forma, si uno cuece demasiado los vegetales a elevadas temperaturas, puede que, además de eliminar casi todas las vitaminas y minerales, se generen moléculas perjudiciales. El hecho de que uno tome pan integral biológico y pastas biológicas no quiere decir que el trigo sea un cereal indicado para sus mucinas intestinales. Si se toman productos lácteos, particularmente leche, para, supuestamente, aportar una proteína completa, seguramente se esté provocando la formación de mucosidades intestinales y respiratorias o, peor aún, como diría el afamado Dr. Seignalet, debilitando el sistema inmunológico.

Sin embargo, estimado lector, es posible ser vegetariano y disfrutar de una nutrición óptima. Conozco a «vegetarianos conscientes», es decir, que saben exactamente cómo combinar los alimentos para que no se presente ninguna deficiencia proteínica y sus aportes de vitaminas sean los deseados. También debo señalar que determinados individuos se benefician especialmente al seguir una alimentación vegetariana y otros parecen beneficiarse más de una alimentación mixta.

En síntesis, la cuestión no debe basarse en el hecho de ser o no vegetariano. La cuestión debe basarse en conocer bien el efecto sobre la salud de todos los grupos principales de alimentos y de la manera como se cocinan, procurando, en cualquier caso, escoger aquellos de mejor calidad, por su frescura y menor manipulación.

Particularmente, no me interesan las «modas dietéticas», por lo que en los próximos capítulos me centraré en aquellas cuestiones esenciales en las que creo que existe consenso entre los investigadores y clínicos de lo que yo llamaría «la vanguardia de la nutrición». Entiendo, no obstante, que algunas de las ideas que expondré, sobradamente documentadas (ver bibliografía), pueden impresionar al lector que no esté muy al corriente de la manipulación publicitaria y comercial que la industria mundial agroalimentaria utiliza o de la ignorancia o del «no querer ver» de ciertos estamentos que tendrían la facultad de mejorar la salud pública, pero que prefieren ceder ante el «todopoderoso caballero, Don Dinero».

2

«SOMOS LO QUE COMEMOS»

Cada día es más difícil que se produzca una muerte «natural» o, como se suele decir, «morir de viejo». Los últimos grupos humanos longevos que no presentaban enfermedad alguna, ni la menor caries dental, eran aquellos que permanecían incomunicados en lugares remotos y, por la misma razón, ajenos a nuestra alimentación industrializada y manipulada (altos valles de los Alpes, de los Cárpatos y Balcanes, del Cáucaso, Afganistán, Himalaya —Hunzas—, etc.). Sí, es cierto, también respiraban aire puro y no sufrían estrés, su vida era más sencilla y sus «necesidades» eran pocas. Sin embargo, indiscutiblemente, la calidad y la costumbre alimentaria era un factor determinante (rica en vegetales, frutas y frutos, cereales, fermentos, etc.).

Hoy en día, la sociedad está acostumbrada a vivir con el reumatismo, las alergias, las migrañas, las varices, las hemorroides, los fibromas, los pólipos, la hipertensión, etc., sin que sorprenda a nadie. No obstante, estas enfermedades bien pudieran considerarse signos precursores de desórdenes inmunitarios y homeostáticos que se instalan y anuncian males mayores. Nunca antes se habían generado tantas enfermedades degenerativas. Mediante potentes fármacos se han controlado e incluso erradicado enfermedades víricas y parasitarias graves, y no debemos cerrar los ojos ante esta evidencia. Igualmente el campo de la cirugía, particularmente a nivel osteoarticular, ha llevado a cabo importantes avances y mejoras en la calidad de vida. Sin embargo, en lo concerniente a enfermedades degenerativas (cáncer, esclerosis múltiple, poliartritis crónica evolutiva, etc.) poco se ha avanzado. En realidad, ¡se han convertido en las plagas de nuestro tiempo!

Son muchos los investigadores independientes, médicos, biólogos especializados, científicos, que han llegado a explicaciones plausibles sobre la etiología de numerosas afecciones, relacionándolas con los hábitos de vida, particularmente con la alimentación incorrecta, los polucionantes y el estrés. En estas explicaciones, estudios, métodos y experiencias me baso para aplicar un dietoterapia correctiva, que tenga como objetivo recuperar, en la mayor medida posible, el equilibrio bioquímico y homeostásico perdido.

A esta metodología dedico mi actividad profesional desde hace dieciocho años, impartiendo conferencias, seminarios y formación a todos los profesionales de la salud que, como yo, están convencidos de que «Somos lo que comemos».

El Dr. Seignalet (véase Segunda Parte, capítulo 1), después de más de cuarenta años de experiencia clínica e investigación, llegó a la conclusión de que en la etiología (origen) de un grupo importante de enfermedades se sitúa, como factor determinante, la alimentación moderna, obviamente inadecuada para el organismo. En su obra *La alimentación o la tercera medicina* insiste reiteradamente en que el intestino delgado es la vía de entrada más importante de numerosos tóxicos perjudiciales para el ser humano, particularmente a través de la alimentación.

El Dr. Fradin, del Instituto de Medicina Medioambiental de París, sitúa en un 70% el número total de enfermedades dependientes de la alimentación.

La Dra. Kousmine (véase Segunda Parte, capítulo 1), mientras vivió, así como los doctores A. Bondil, P. Keros, P. G. Besson y otros miembros de la Asociación y Fundación Médica Kousmine, han dedicado sus vidas a demostrar la relación directa entre la enfermedad y los malos hábitos de alimentación.

Es larga la lista de médicos y científicos que coinciden con esta visión de la salud, aunque todavía la «medicina oficial» no quiera concederle a la nutrición terapéutica el papel que se merece. En este sentido, me pareció muy interesante el comentario del Dr. Jorge D. Pamplona en la introducción de su obra sobre el poder curativo de los alimentos:

> En los últimos años se está llevando a cabo un número creciente de investigaciones que ponen de manifiesto el poder curativo de muchos alimentos vegetales preparados en su forma más sencilla. En ellos se encuentran auténticos medicamentos naturales capaces de neutralizar y eliminar toxinas, regular las funciones vitales, frenar la arteriosclerosis, evitar el cáncer y, en suma, conservar nuestra salud.
>
> Ningún medicamento podría hacer tanto por nuestra salud como los alimentos saludables que tomamos cada día. Igualmente, ningún fármaco posee la capacidad de compensar por completo los efectos nocivos de los alimentos insanos que ingerimos o de una dieta desequilibrada.

Deberían ser incontestables estas afirmaciones, no sólo por las miles de investigaciones que, en todo el mundo, están demostrando actualmente el efecto beneficioso de la corrección alimentaria en infinidad de trastornos de salud, sino porque, durante siglos, cientos de terapeutas de todo el mundo han utilizado, con éxito, como piedra angular de sus terapias, dicha corrección dietética.

3

ALIMENTARSE NO ES LO MISMO
QUE NUTRIRSE

A lo largo de los años he conocido a muchas personas aparentemente «bien alimentadas», incluso «gorditos/as» que estaban desnutridos. Sí, son aquellos que comen muchos alimentos hipercalóricos pero pobres en nutrientes vitales, aquellos que comen en abundancia carne, pan, pastas, comida rápida, muy condimentada, azúcar, repostería, lácteos, etc. Estos alimentos no aseguran un aporte óptimo de vitaminas, minerales y oligoelementos, especialmente si son de la calidad mediocre que habitualmente se consume.

Por otro lado, los métodos de cultivo agrícola afectan negativamente a la calidad de nuestros alimentos. El objetivo, ahora más que nunca, es producir y producir, no importa las herramientas que se utilicen (pesticidas, fertilizantes químicos, aditivos sintéticos durante el procesado, etc.) aunque, además de intoxicar, jueguen con la genética o modifiquen la composición del terreno.

Por ejemplo, gran parte del terreno agrícola contiene muy poco selenio. Este mineral es un protector importante contra las enfermedades cardiovasculares y el cáncer. Diversas investigaciones han demostrado que quienes viven en regiones cuyo suelo posee un bajo contenido de selenio presentan un mayor riesgo de contraer cáncer, aunque consuman una dieta que incluya alimentos procedentes de otras zonas geográficas. A pesar de que el selenio, el cromo y el yodo son indispensables para la nutrición humana, no son necesarios para cultivar plantas sanas y casi nunca se añaden al suelo agrícola.

Con frecuencia, los alimentos se cosechan cuando aún están verdes y se dejan madurar durante su transporte, en el mercado o incluso en el hogar. En consecuencia, no adquieren su completa dotación de minerales y vitaminas, la cual aumenta considerablemente durante las últimas etapas de maduración.

Para llevar los alimentos a los mercados antes de que se pudran, los agricultores los recogen prematuramente y los «maduran» artificialmente en un momento concreto para que parezcan frescos. Además, el transporte y el almacenamiento de los alimentos, ya sea en el mercado o en casa, hace que los nutrientes se deterioren. En tres días de almacenamiento frigorífico, las frutas y las verduras pierden cantidades importantes de vitamina C y todavía más a temperatura ambiental.

Los frutos secos pierden vitaminas A, C y E si se exponen al oxígeno y a la luz. Esto no significa que los alimentos almacenados carezcan totalmente de valor, sino que su bajo contenido de nutrientes hace que sea preferible consumir alimentos biológicos, vivos, frescos, con la menor manipulación posible, evidentemente más ricos en nutrientes vitales. Algunos datos, extraídos del libro *La revolución de las vitaminas* del Dr. Michael Janson, deberían inducir a reflexión:

El 40% de la vitamina A, el 100% de la vitamina C, el 80% del complejo B y el 55% de la vitamina E puede perderse durante el procesamiento, conservación y calentamiento de los productos que consumimos mientras vemos la televisión. El procesamiento de los alimentos —trituración, enlatado, congelación y cocinado— destruye las vitaminas y los minerales. En un análisis de 723 alimentos se demostró que el enlatado destruye el 77% de la vitamina B6, el 78% de la vitamina B5 y gran parte de la biotina y del ácido fólico. Durante el proceso de enlatado se pierden hasta los minerales. Las espinacas, las judías y los tomates enlatados pierden el 40%, el 60% y el 83%, respectivamente, del contenido en zinc que poseían en estado fresco.

Todos los granos se procesan en alguna medida antes de ingerirlos. En cada fase del proceso se destruyen nutrientes. Los granos integrales tienen más nutrientes que las harinas blancas. El triturado elimina veinte nutrientes, como mínimo, del trigo. El pan blanco tiene sólo el 20% del zinc, el 25% del hierro, el 30% del cromo, el 40% del calcio y el 60% del magnesio contenidos en el pan de trigo integral. El triturado extrae el 86% de la vitamina E, el 80% de la vitamina B3, el 75% de la vitamina B6, el 67% del ácido fólico y el 50% de la vitamina B5 del pan de trigo integral. El enriquecimiento no compensa las pérdidas producidas por el procesamiento de los alimentos. Los fabricantes pueden indicar que la harina triturada está «enriquecida», pero esto sólo significa que le han añadido cuatro vitaminas y dos minerales. Incluso en este caso, no se recuperan los niveles originales.

El cocinado destruye las vitaminas y los minerales. El corte de los alimentos inicia las reacciones enzimáticas y la oxidación que destruyen las vitaminas. El sobrecalentamiento o recalentamiento destruye más del 80% del contenido de algunas vitaminas. La pérdida media de minerales en las verduras es del 32% del calcio, el 45% del magnesio, el 46% del fósforo y el 48% del hierro. Gran parte del contenido mineral y vitamínico de un alimento puede eliminarse con el agua de cocer y, si se pelan los alimentos, con la piel.

Nunca podemos estar totalmente seguros del contenido vitamínico y mineral de un alimento. Los valores en libros y tablas tienen un carácter orientativo, ya que la cantidad real presente en el alimento que se sirve puede oscilar hasta en mil veces con respecto a dichos valores.

Conclusión

1°. La industrialización alimentaria arroja serias dudas sobre la cantidad y calidad de los nutrientes vitales que contienen los alimentos.

2°. La alimentación moderna, los alimentos procesados y el modo de cocinar reducen a mínimos el aporte de micronutrientes vitales, provocando subcarencias.

3°. Es imposible conocer el contenido de los nutrientes descubiertos recientemente que están presentes en los alimentos, porque las tablas de alimentos no están preparadas para incluir estos elementos.

4°. Con frecuencia resulta necesario un aporte adicional de vitaminas, minerales y oligoelementos de calidad, que de otra manera sería imposible proporcionar en cantidades óptimas.

... Y ADEMÁS EL ESTRÉS

El estrés, ya sea emocional, físico o causado por lesiones o enfermedades, **agota los nutrientes del organismo**, especialmente la **vitamina C**, el **complejo B** y el **zinc**. Por otro lado, la vitamina B6 y el ácido pantoténico juegan un papel vital en la fisiología del estrés. Las vitaminas C y E y el zinc favorecen la recuperación frente al estrés. Dado que el estrés forma parte de la vida cotidiana de la mayoría de la población de los países industrializados, la toma adicional de nutrientes debería incluirse, igual que la dieta sana y el ejercicio físico regular, en la profilaxis humana.

4

¡QUE NO TE ENGAÑEN!

Un adolescente pletórico de energía que baila como un loco mientras se come el «bolli...» con esa «fantástica» crema de chocolate rodeada de esponjoso bizcocho; una actriz de moda que, tras beberse un gran vaso de leche..., se zambulle «atléticamente» en las aguas, arrojándose desde un magnífico velero; un «tío cachas» deseado con la mirada por un grupo de «secretarias hambrientas» mientras se bebe su refresco de cola *light*; un aceite que presume de «antioxidante» por ser rico en vitamina E (¿...?).

Todos estos anuncios de TV, y muchos otros, tienen algo en común. O afirman o dan a entender algo rotundamente falso, o como mínimo hacen un planteamiento engañoso o incompleto. Me explico...

El «bolli...» que se come el adolescente ciertamente aporta calorías, que pueden usarse como fuente de energía, pero lo hace junto con aceites saturados o hidrogenados, probablemente incluyendo aceites vegetales de palma o coco, o de girasol de mala calidad. El chocolate, que no es cacao genuino (si no el precio se cuadriplicaría), tiene sus inconvenientes, además de la harina refinada de mala calidad que utiliza.

Si hablamos de la leche (lo haré en el próximo capítulo) «con el clero hemos topado, Sancho», ya que, todavía, la

31

«ciencia oficial» puede tachar de hereje a quien no esté de acuerdo con que la leche es «ese fantástico alimento de primer orden tan recomendado, enriquecido con calcio y vitaminas, ahora con jalea real, con plantas, con vitaminas y quién sabe, algún día hasta con la teta de la vaca incorporada». Perdonad mi sarcasmo, pero es el reflejo del enfado que muchos profesionales de la nutrición sentimos ante uno de los mayores timos dietéticos de nuestro siglo. Si te ha sorprendido la rotundidad de mi afirmación, espero que leas detenidamente el próximo capítulo.

¿Qué hay de ese «magnífico aceite» rico en vitamina E, antioxidante? Pues la cruda realidad es que ese aceite se ha sometido a altas temperaturas, trasformando su estructura molecular y convirtiéndolo en un alimento no recomendado. Eso sin contar con los disolventes utilizados en su extracción y presentes también en el producto final. Además, la vitamina E que contiene está oxidada o es sintéticamente añadida y no sirve para nada. Si esto también te ha sorprendido, lee con muchísima atención el capítulo 7, donde desarrollaré este tema.

El «tío cachas» del refresco «sin azúcar», si lo consume con demasiada frecuencia, puede que, con los años, no sepa distinguir a las «secretarias hambrientas» de la maceta de recepción. Efectivamente, se está demostrando que el aspartamo, presente en los alimentos y refrescos llamados *light*, actúa como neurotóxico. Será interesante que conozcas su historia en un capítulo próximo.

Estos son sólo algunos ejemplos que quizás puedan parecer algo exagerados pero, como demostraré, están, como mínimo, justificados a la luz de numerosas investigaciones.

Hipócrates, el llamado padre de la medicina, hizo la siguiente afirmación, que ha pasado a la historia: «Que la alimentación sea tu medicina y tu medicina sea la alimentación». Y yo, en estos tiempos, añadiría: «Mala medicina será tu alimentación diaria si está plagada de aditivos, conservantes, carne «finamente aliñada» con dioxinas, hormonas y antibióticos, que «si no está loca, está chalada», vegetales «delicadamente» irradiados o, ¡cómo no!, exquisiteces transgénicas «a la carta», donde un tomate o unas fresas se han modificado con genes de un pariente cercano... un pez de mares fríos... (¿...?)».

Mi «descaro» al plantear esta cuestión es poco si lo comparamos con la desfachatez de innumerables gobiernos y administraciones públicas de todo el mundo, que no sólo no dedican suficientes recursos al control de la calidad alimentaria de la población, sino que, peor aún, «se hacen los ciegos» ante el envenenamiento paulatino que tenemos que sufrir para «engordar la arcas» de multinacionales sin escrúpulos.

La Comisión Europea se expresó así recientemente: «Diversas tecnologías novedosas como la irradiación de alimentos o el empleo de la ingeniería genética en los cultivos alimentarios han suscitado gran controversia». En este sentido, hay que admitir que los gobiernos comunitarios no se acaban de poner de acuerdo en cuestiones fundamentales. Por ejemplo, en lo referente a la carne tratada con hormonas, un «experto» alemán, el Dr. Heinrich Karg, señaló que «la carne tratada con hormonas no es nociva, siempre y cuando dichas sustancias se administren según pautas establecidas»; por otro lado, en Francia, el suministro de hormonas se ha topado con una rotunda negativa.

Hace ya muchos años, décadas, que la agricultura mundial y la industria alimentaria depende de prácticas que muchos consideramos nocivas: el empleo indiscriminado de pesticidas tóxicos, escaso control en la aplicación de la ingeniería genética en la agricultura, alimentos irradiados, aditivos alimentarios dañinos, engorde artificial de los animales para consumo humano, procesado alimentario que genera moléculas perjudiciales, etc.

El mayor inconveniente viene dado por la relación tan estrecha, yo diría de «triángulo amoroso», que existe entre muchos gobiernos, las multinacionales agroalimentarias y la llamada «ciencia oficial», que en muchas ocasiones (esta última) no es otra cosa que la suma de intereses de las otras dos entidades.

Merece la pena informarnos bien sobre este tema, tanto por nuestra salud, como por la de nuestra familia, y quién sabe, quizás otros hagan caso de los consejos que les demos. Particularmente, llevo veintiún años cuidando la alimentación, sin fanatismos, sin extremismos, pero comprendiendo que existe un grupo de alimentos de uso común que deben estar alejados de la alimentación habitual si queremos llevar a cabo una «alimentación inteligente», una alimentación «consciente».

Estas recomendaciones y correcciones alimentarias, con diferentes matizaciones según el caso, las han seguido varios miles de pacientes que he tenido, pero también miles y miles de pacientes de otros profesionales de la nutrición, tanto de los que considero mis maestros, como los que han sido y son, a su vez, mis alumnos.

En el próximo capítulo, «voy a coger el toro por los cuernos» o mejor dicho, «la vaca...».

5

EL PROBLEMA DE LA LECHE

El problema de la proteína láctea

La sabiduría que subyace tras el diseño del ser humano hace que el bebé sea capaz de asimilar completamente las caseínas de la leche materna. Somos nosotros los que, desvirtuando lo que la naturaleza manda, pretendemos que el bebé tenga que asimilar lo que no es posible, o al menos totalmente, ya que la proteína de la leche animal pasa al intestino delgado digerida de forma parcial, debido a que la propia leche neutraliza los ácidos gástricos necesarios para su disgregación. Este problema se complica en la edad adulta, ya que, con el paso del tiempo, los niveles de renina gástrica, la enzima necesaria para la ruptura de las moléculas de caseína, disminuyen considerablemente. Los péptidos resultantes de la hidrólisis parcial pueden atravesar las paredes intestinales, especialmente si existe hiperpermeabilidad intestinal (véanse las investigaciones del Dr. Seignalet). Aunque nuestro organismo puede utilizar los linfocitos B de la mucosa intestinal para fabricar inmunoglobulinas (anticuerpos) para unirse a estos péptidos, formar complejos antígenos-anticuerpo, y así evitar al máximo la absorción, la cruda realidad es que este mecanismo se encuentra disminuido en personas con deficiencia de anticuerpos IgA. El resultado es la absorción de

35

estos fragmentos procedentes de la hidrólisis parcial de la caseína, que pueden provocar lo que el profesor Seignalet denomina «patologías de eliminación» (asma, bronquitis, eczemas, rinitis, afecciones ORL, colitis, etc.). El Dr. Gauvin, del Instituto de Medicina Medioambiental de París, relacionó directamente las enfermedades de garganta, nariz y oídos con el consumo de lácteos.

La **deficiencia de anticuerpos IgA es más común de lo que quizás pensemos,** especialmente en los bebés, que todavía presentan lógicamente un sistema inmune inmaduro. Otra vez, «la naturaleza es sabia» y nos proporciona en la propia leche materna las IgA fundamentales para optimizar el desarrollo de las vías respiratorias, el tracto intestinal y el sistema inmune. En cuanto a los adultos, parece que la enfermedad, en general, va asociada a bajos niveles de IgA. De hecho, estudios realizados en el Hospital Memorial Sloane Kettering de Nueva York indicaban que la mitad de los pacientes analizados tenían bajos niveles de diferentes anticuerpos (IgA, IgC e IgM).

LECHES MATERNIZADAS,
«MEJORES, PERO NO IDÓNEAS»

En realidad, es leche de vaca en polvo manipulada de manera especial y enriquecida con vitaminas, minerales, etc.

Por ser diluida, y debido a ciertos tratamientos térmicos previos, puede facilitar «algo» la digestión del bebé. No obstante, está muy lejos de la calidad de la leche materna, rica en inmunocomplejos y sustancias vitales para el desarrollo y protección del bebé.

El problema de la grasa de la leche

La leche y sus derivados contienen ácido araquidónico, precursor de prostaglandinas PGE2, mediadoras de los procesos inflamatorios y alérgicos. Por otro lado, ésta contiene gran cantidad de colesterol. Me llamó la atención la comparación hecha en este sentido por la bioquímica Olga Cuevas: «Una sola taza de leche entera tiene 34 mg de colesterol, mientras que una loncha de *bacon*, sólo 3 mg». Ha resultado ser tan evidente la relación entre el consumo de leche y los casos de colesterol elevado en los niños, que muchos países están suprimiendo los lácteos de las tablas de grupos de alimentos fundamentales, o al menos recomiendan decantarse por los desnatados. No debemos dejarnos engañar por el argumento comercial de «desnatado», ya que incluso la leche desnatada contiene importantes cantidades de grasa. Y no olvidemos el gran inconveniente de las caseínas de la proteína ya comentado.

El problema de las hormonas

Cada vez que tomamos un vaso de leche estamos ingiriendo hormonas pituitarias, esteroideas, pancreáticas, tiroideas, adrenales, sexuales, etc. Se han relacionado con esta ingesta ciertos tipos de acné, alteraciones ginecológicas y hasta algunos cánceres linfáticos. Éstas son hormonas necesarias para el ternero lactante, pero pueden producir alteraciones serias a un «género» diferente que las consuma. Claro ejemplo de esto es la IGF-I, hormona de crecimiento presente en la leche. Ciertos tóxicos medioambientales (humo del tabaco, dioxinas, uranio-235, etc.) causan degeneración celular. Esta degeneración se descontrola y prolifera cuando existen niveles altos de IGF-I en la sangre. Cualquier persona con procesos degenerativos o con riesgo de padecerlos debería tener en cuenta esta realidad y suprimir el consumo de lácteos.

El problema de la lactosa

Este disacárido es hidrolizado por la lactasa, enzima que va desapareciendo con el transcurso del tiempo. En la edad adulta es **muy frecuente la insuficiencia de lactasa** y, como consecuencia, la lactosa no hidrolizada se acumula en el intestino grueso, provocando malas fermentaciones y putrefacciones. La lactosa, además, aumenta las reacciones alérgicas provocadas por las caseínas y la asimilación de nocivos metales pesados.

El problema de la manipulación de la leche

La leche pasteurizada destruye microorganismos indeseables, pero también ciertas vitaminas y enzimas necesarias para la digestión de la proteína láctea. Por otro lado, la pasteurización no impide completamente la reproducción de microorganismos «omnipresentes» en la leche que, en tan sólo un día y medio, se duplican en cantidad, una vez abierto el envase.

El problema del calcio

No debemos olvidar que «nos nutrimos de lo que asimilamos y no de lo que comemos». Es cierto que la leche contiene grandes cantidades de calcio, pero curiosamente es en los países occidentales, grandes consumidores de lácteos, donde existe una incidencia mayor de osteoporosis, indudablemente mayor que en países orientales, como China, donde el consumo de leche animal es casi simbólico. Estudios epidemiológicos realizados en China y en Los Ángeles indican que **la leche animal no sólo no calcifica, sino que probablemente desmineraliza.** Se apuntan dos factores, entre otros, que pueden estar implicados: primero, la acidez transitoria provocada por la ingestión de proteínas lácteas puede inducir al organismo a recurrir a sales básicas del hueso para regular su pH. Segundo, la asimilación de calcio es favorable cuando se ingiere en proporción de 2:1 con respecto al fósforo y al magnesio, y los lácteos presentan niveles demasiado altos de fósforo y demasiado bajos de magnesio. En 100 ml de leche encontramos 120 mg de calcio, 92 mg de fósforo y 12 mg de magnesio. El Dr. William Ellis afirmó que, después de realizar más de 25.000 análisis de sangre, los niveles más bajos de calcio correspondían a personas con la costumbre de tomar tres, cuatro o cinco vasos de leche al día.

El problema de los tóxicos «naturales»

En la leche de cualquier mamífero podemos encontrar pesticidas, antibióticos, productos químicos, hormonas, glóbulos blancos (vulgarmente llamados «pus») procedentes de las mastitis, e incluso, en algunos casos, virus y bacterias de enfermedades típicas del ganado. Por otro lado, la leche disminuye las secreciones biliares necesarias para transportar y excretar innumerables toxinas.

El problema de los antibióticos

A los animales enfermos con mastitis se les inyectan dosis de 20.000 a 50.000 unidades de penicilina. La leche del primer ordeño de estos animales contiene de 1.000 a 10.000 unidades de penicilina por litro. Si esta leche la toman los lactantes, puede generar antibiorresistencia, que supondrá futuras complicaciones en el tratamiento de infecciones. Además, la leche que contiene penicilina es objeto del desarrollo excesivo de bacilos. Un paso primordial sería que en la fábrica se apartase la leche que pueda contener penicilina y no mezclarla con la de animales sanos. Desgraciadamente, parece ser que pocas veces se lleva a cabo esta precaución. Por ejemplo, en Francia, el 4-6% de las leches comerciales controladas está significativamente contaminado.

El problema de los pesticidas

Las primeras investigaciones sobre la presencia de pesticidas en la leche se realizaron en Francia, en los años 60, poniendo en evidencia la importancia del hexaclorociclohexano (HCH) en la contaminación de la leche y de los productos lácteos. El carácter peligroso de los organoclorados se debe, especialmente, a dos de sus características: 1ª. No es biodegradable, por lo que puede permanecer en la superficie donde se encuentra durante meses o años. 2ª. Es un tóxico lipófero, es decir, que se acumula en el tejido adiposo o grasa, especialmente en la leche, la carne y el cuerpo humano.

La exposición a este tóxico se produce por alguna de estas vías: tratamiento de establos y locales de almacenamiento, alimentación de los animales y usos terapéuticos en los animales.

El problema del calentamiento de la leche

En 1912, Maillard describió el pardeamiento de las disoluciones acuosas de azúcar calentadas en presencia de aminoácidos. Más tarde, se han denominado Reacciones de Maillard a los fenómenos observados como consecuencia de las interacciones entre glúcidos reductores y prótidos (véase capítulo 14). Esta reacción tiene importantes consecuencias a nivel nutritivo. Se sabe actualmente que la lisina es el principal aminoácido que se encuentra dislocado o bloqueado definitivamente como consecuencia de la Reacción de Maillard, limitando la utilización digestiva de la proteína de la leche. Por otro lado, la beta-lactoglobulina, responsable de ciertos procesos alérgicos en los niños, presenta una actividad alergénica máxima cuando está implicada en las primeras etapas de la Reacción de Maillard.

Los componentes de la leche son más o menos desnaturalizados, dependiendo de la temperatura de calentamiento y su duración. Por ejemplo, una pasteurización a 80 °C durante 1 minuto desnaturaliza el 20% de las proteínas; un calentamiento UHT durante 1 a 2 minutos a 145 °C desnaturaliza el 60% y un calentamiento a 80 °C durante 30 minutos desnaturaliza el 90%.

Otros datos de interés:

- En un amplio estudio realizado en la Universidad de Bergen (Noruega) durante once años y medio, se observó que quienes consumen dos o más vasos de leche de vaca diariamente, presentan un riesgo 3,4 veces mayor de padecer linfomas que los que beben menos de un vaso al día.

  URSIN, G., ET AL. «Milk consumption and cancer
  incidence: a Norwegian prospective study»
  Br. J. Cancer, 61: 456-459 (1990).

- Parece ser que este riesgo, que ha aumentado con la ingesta de leche, pudiera estar relacionado con el hecho de que la leche de vaca puede transmitir virus de la leucemia bovina.

  FERRER, J. F.; KENYON, S. J.; GUPTA, P.
  «Milk of dairy cows frequently contains
  a leukemogenic virus» *Science*, 213: 1014 (1981).

- En un estudio realizado en el Instituto Roswell Park de Buffalo (Nueva York, EE.UU.) se comprobó que las mujeres que beben más de un vaso de leche entera al día tienen un riesgo superior a tres veces de padecer cáncer de ovario que las que no la toman nunca.

  METTLIN, C. J.; PIVER, M. S. «A case-control
  study of milk-drinking and ovarian cancer risk»
  Am. J. Epidemiol, 132: 871-876 (1990).

- En el Instituto de Investigación Mario Negri de Milán (Italia) se ha llegado a la conclusión de que el consumo habitual de leche entera o desnatada aumenta el riesgo de padecer cáncer de próstata. LA-VECCHIA, C., ET AL. «Dairy products and the risk of prostatic cancer» *Oncology*, 48: 406-410 (1991).

Conclusión

No sólo no se nos caerán los **dientes** ni se nos romperán los **huesos** si no tomamos leche, sino que seguramente los tendremos **más fuertes** que aquellos que se jactan de «consumir la leche como si fuera agua». **Evitaremos problemas** respiratorios, dermatológicos y un desgaste innecesario en nuestro sistema inmunológico.

Nota: Si deseas informarte más sobre este tema, te sugiero que leas el libro: *El equilibrio a través de la alimentación*, de Olga Cuevas Fernández. (Autor-editor, León, 1999).

6

LOS FERMENTOS LÁCTEOS: UNA TRANSFORMACIÓN BENEFICIOSA

Aunque sigue siendo recomendable restringir el consumo de yogur en algunos casos (asma, bronquitis, sinusitis, alergias cutáneas y respiratorias, etc.), sobre todo si se han descrito intolerancias claras a la leche, posee importantes ventajas respecto a ésta.

El yogur es el resultado de la inclusión de bacterias acidolácticas (*lactobacillus bulgaricus, streptococcus thermophilus, lactobacillus acidophilus, bifidobacterium bífidus*, etc.) en la leche, produciendo la fermentación con los consecuentes cambios:

- La lactosa se transforma en ácido láctico (no en su totalidad).
- Las proteínas son coaguladas y parcialmente digeridas, convirtiéndolas en fragmentos más pequeños y fáciles de digerir.

¿Qué se puede decir de los varios inconvenientes de la leche? (véase capítulo 5).

- La caseína está coagulada por el ácido láctico y predigerida por las bacterias, por lo que su efecto no es tan perjudicial. No obstante, siempre es posible que algunos fragmentos peptídicos no se hayan digerido plenamente, razón por la cual, si decidimos tomar yogur, nos decantemos por el que sea de origen biológico y con un buen aporte de bifidobacterias.

- El ácido araquidónico presente en la grasa de la leche no puede evitarse completamente, pero sí en gran parte al tomar yogur desnatado.
- La lactosa, en un alto porcentaje, se transforma en ácido láctico, «combustible ideal» para las bifidobacterias.
- En cuanto al problema de los microorganismos y la presencia de hormonas y tóxicos en la leche, lo aconsejable, nuevamente, es consumir bioyogur de la mejor calidad posible.
- El calcio del yogur tiene mayor biodisponibilidad que el de la leche, gracias a la fermentación producida por las bifidobacterias.

Conclusión

Si decidimos tomar yogur, debemos tener en cuenta las siguientes observaciones:

1º. Debe ser de origen biológico, es decir, que se ha realizado un seguimiento especial en la calidad de la leche utilizada y contiene un aporte garantizado de bifidobacterias. Generalmente, estos yogures de calidad no se venden en los hipermercados, sino en tiendas especializadas.
2º. Debe ser desnatado, para evitar el aporte de ácido araquidónico. Natural, sin sabores añadidos y sin azúcar.
3º. No utilizarlo si se padece alguna de las alteraciones o alergias descritas anteriormente. En cualquier caso, consumirlo con moderación, ya que «siempre» favorece la formación de mucosidades.

44

4º. Puede resultar interesante su consumo en los siguientes casos:

- Desnutrición.
- Infancia, embarazo y vejez.
- Trastornos digestivos, particularmente diarreas por gastroenteritis o colitis.
- Alteración de la flora intestinal después del uso de antibióticos. Nunca si existe estreñimiento.

Los partidarios del consumo de yogur nos recuerdan que a su consumo se atribuye la longevidad de los habitantes del Cáucaso, en el suroeste de Rusia. Creo que, probablemente, los fermentos aportados por los yogures 100% naturales y la leche de calidad pudieron ser un aspecto importante, pero lógicamente había otros: baja ingesta calórica, poco consumo de carne, cereales de calidad, aire puro, libres de estrés, etc.

LA CUAJADA

Aunque por aspecto puede confundirse con el yogur, su proceso de fabricación y sus propiedades reales distan mucho de las de éste.

Se obtiene añadiendo cuajo, generalmente de animal, a la leche de vaca u oveja pasteurizada, a unos 35 ºC. Unos 30 minutos después, la leche está coagulada. No ha sido fermentada y no contiene ácido láctico o bifidobacterias significativas, por lo que sus inconvenientes son los de la leche, salvo que, gracias a la coagulación, resulta generalmente algo más fácil de digerir.

EL QUESO

De ellos se puede decir lo mismo que de la cuajada. Coagulados y fáciles de digerir, presentan ligeras ventajas respecto a la leche. Al igual que la cuajada, deberían consumirse esporádicamente. Algunos tipos presentan la ventaja adicional de contar con un porcentaje graso muy bajo (requesón, *cottage cheese*, *speisequark*, *fromage frais*).

LOS QUESOS CURADOS O «VIEJOS»

Su fermentación y maduración se produce por diversos microorganismos no lácticos (mohos, levaduras, etc.). Durante su procesado aumenta el pH (alcalinidad), favoreciendo la multiplicación de bacterias nocivas. En definitiva, lo contrario de los fermentos lácticos, que favorecen la producción de bifidobacterias benéficas.

En ciertas situaciones, se desaconseja el consumo de queso curado: enfermedades cardiovasculares, arteriosclerosis, hipertensión, trastornos digestivos, insuficiencia renal y trastornos hepato-biliares.

46

7

EL ACEITE CRUDO O «LA CRUDA REALIDAD»

A partir de la II Guerra Mundial, la extracción de los aceites se hace en caliente (mediante vapor de agua a 160-200 °C). Como he comentado anteriormente, el **objetivo era y sigue siendo duplicar el rendimiento**, aprovechando al máximo los lípidos de los granos empleados. Tras esta extracción, el aceite adquiere un color y aroma desagradable, razón por la cual se refina. Actualmente, lo habitual es mezclar el grano con un disolvente (hexano), además de seguir sometiéndolo a temperaturas demasiado altas. Seguidamente, se separa el aceite del disolvente mediante destilación, pero nunca es posible recuperarlo totalmente.

Estos aceites comercializados y consumidos comúnmente carecen prácticamente de sabor y aroma y, como indica la Dra. Kousmine (véase capítulo 1 de la Segunda Parte), son **aceites muertos**.

En el pasado, los aceites se obtenían mediante prensado en frío. Seguidamente, se decantaban y se filtraban mediante procedimientos físicos (papel o tejido tipo colador). Éstos eran aceites de primera presión en frío, que se vuelven rancios y se alteran con la luz, por lo que deben envasarse en botellas opacas y deben conservarse en la nevera una vez abiertos. Son **aceites vivos**, que conservan todas sus propiedades nutritivas e incluso terapéuticas. Dependiendo de la procedencia de la semilla o fruto (oliva, girasol, cártamo, etc.), contienen determinados ácidos grasos esenciales para la salud. De hecho, el organismo no puede sintetizar dos de estos ácidos grasos, el linoleico y el linolénico, razón por la cual debemos asegurarnos de que estén presentes en nuestra alimentación, al igual que cualquier otra vitamina o mineral esencial.

Particularmente, los ácidos grasos poliinsaturados, ricos en ácidos linoleicos y linolénicos, se oxidan con facilidad, por eso, además de presentarse en envases opacos, la vitamina E natural presente en los buenos aceites (primera presión) evita su rápida oxidación. Sin embargo, el calentamiento de los aceites durante su preparación industrial destruye la vitamina E natural. La industria, para poder estabilizar los cuerpos grasos de esos «aceites muertos», utiliza fundamentalmente dos técnicas: la adición de vitamina E sintética o la hidrogenación.

En resumen, la manipulación industrial del aceite, especialmente la hidrogenación, transforma parte de las moléculas del aceite, convirtiendo a las moléculas llamadas *cis-cis*, biológicamente activas y necesarias, en moléculas *cis-trans* que, por no poseer la configuración espacial correcta, no pueden integrarse en nuestras cadenas metabólicas. Es como si en un rompecabezas una de las piezas estuviese invertida.

La margarina y otros aceites hidrogenados
La margarina se elabora mediante un proceso de hidrogenación, pero también infinidad de alimentos procesados contienen aceites hidrogenados para conseguir la textura y el aspecto deseado. Entonces, ¿son realmente perjudiciales los aceites y grasas hidrogenados?

El 17 de junio de 1987, la conocida revista francesa *L'Ère*

Nouvelle publicó un artículo del cual he querido incluir un apartado:

Si vuestro médico sobre todo os aconseja consumir margarinas, preguntadle si sabe qué tratamiento químico reciben.

A continuación, se describían los pasos que se siguen en dicha fabricación. Son los siguientes:

Primeramente, hay que remover, descortezar, triturar y moler las semillas oleaginosas para permitir que las materias grasas que contienen entren en contacto con el disolvente que va a permitir extraerlas. Este disolvente es, por lo general, el hexano, un derivado del petróleo que, además de ser barato, tiene la ventaja de poderse recuperar casi por completo después de la operación. Obtenemos así el aceite bruto. Como contiene cierto número de sustancias indeseables, después de la extracción viene el desengomado. Esta segunda operación consiste en calentar el aceite bruto agregándole agua y, a veces, ácido fosfórico. Las sustancias que se desean eliminar se hidratan y entonces es fácil eliminarlas mediante un centrifugado. Tercera etapa: la refinación, que suprime los ácidos grasos o «libres» responsables del enranciamiento. Se añade una mezcla de sosa y carbonato de sodio y se mezcla todo. Una vez obtenida la reacción química, se vuelve a centrifugar. Aún después de todo esto, se podría decir que son aceites naturales. Pero, desgraciadamente, tienen un color muy intenso y un sabor poco agradable, por lo que se decolora y desodoriza, dos operaciones radicales. En la primera, se pone en contacto el aceite con una sustancia absorbente (arcilla, carbón), a menudo tratada con ácido sulfúrico o clorhídrico. En la segunda, se calienta el aceite a más de 200 °C, durante 30 o 60 minutos, reduciendo prácticamente a cero la actividad de la vitamina E presente en el aceite original (luego se le añade la sintética). Para terminar, la hidrogenación parcial, que da a las grasas vegetales propiedades físico-químicas adaptadas a las necesidades de la industria alimentaria (mayor duración), nuevamente a 120-210 °C, en presencia de hidrógeno bajo presión controlada y de un catalizador (por lo general, níquel).

Todo este proceso genera *moléculas trans* que, para infinidad de autores e investigadores, tienen un *efecto perjudicial sobre nuestras células*. Hasta que estas afirmaciones se clarifiquen totalmente (para muchos de nosotros ya están bastante claras) sería necesario que, como mínimo, estos aceites muertos se consideren aditivos alimentarios y reciban la vigilancia y control que merecen.

La CRUDA REALIDAD es que **forman parte de infinidad de alimentos procesados**, especialmente de repostería, aperitivos, galletas y casi cualquier producto que contenga aceite y/o grasa (no hay más que leer la etiqueta y ver «aceites y/o grasas hidrogenadas o parcialmente hidrogenadas»).

Creo que no hace falta decir mucho más. **Precauciones:** tomar aceites crudos de primera presión en frío y evitar aquellos alimentos que contengan aceites y/o grasas hidrogenadas.

Todavía es posible conseguir un buen aceite de oliva virgen en cooperativas que utilizan los métodos tradicionales, sin utilizar productos químicos y con primeras prensadas, que contienen verdadero «zumo de oliva». Para otros aceites de primera presión, como el de girasol, sésamo, cártamo, u otros, generalmente es recomendable comprarlos en tiendas especializadas en productos biológicos.

No olvidemos que un alimento perjudicial que se consume poco o esporádicamente puede no tener un efecto muy dañino, pero en aquellos alimentos de primera necesidad, como pueden ser los aceites, la calidad es un factor que influye de manera notable en nuestra salud.

8

«¿A QUIÉN LE AMARGA UN DULCE?»

En cierta ocasión el nutrólogo Jean Mayer dijo: «Prácticamente, la única cosa buena que puedo decir del azúcar es que sabe bien». Al igual que cientos de investigadores, citaré los inconvenientes del azúcar, tanto del azúcar común como de los otros azúcares refinados. Incluso, cabe decir que la miel, alimento natural rico en minerales y vitaminas, ha de tomarse con prudencia, ya que cualquier tipo de azúcar de rápida asimilación tomado con frecuencia puede provocar agotamiento suprarrenal por excesiva estimulación de los niveles de adrenalina. No obstante, si con la miel hay que ser prudente, con los azúcares y repostería industrial hay que decir: ¡peligro! Veamos algunas razones:

- Son **calorías vacías**. Es decir, no aportan proteínas, lípidos, minerales, vitaminas o fibra.
- En el metabolismo del azúcar se **consumen** importantes cantidades de **vitaminas del grupo B y minerales**, especialmente **calcio**.
- El consumo de azúcar y repostería favorece el aumento del **nivel de triglicéridos y la obesidad.**
- Los desórdenes homeostásicos y endocrinos, como resul-

tado del consumo diario de azúcar, pueden provocar **hipogluccmia reaccional**, además de todo lo que conlleva: **nerviosismo, irritabilidad, depresión, agotamiento, infecciones bacterianas**, etc.

Cuando el consumo es superior a 50 g diarios durante largo tiempo, los problemas se multiplican. Y no pensemos que es tan difícil sobrepasar esta cantidad en nuestra sociedad edulcorada. Simplemente, sumando el azúcar añadido a 2 o 3 cafés, el azúcar de 2 o 3 productos industriales azucarados (galletas, bollería, etc.), un poco de chocolate, alguna bebida refrescante o zumo de frutas (la mayoría contienen hasta un 30-40% de azúcar), podemos llegar a los 100-150 g/día. Por ejemplo, 3 galletas María, 10 g, una pequeña tableta de chocolate, 35 g, un refresco de cola, 25 g, endulzar un café, 15-20 g. Sobran las palabras.

A continuación, citaré algunos estudios relevantes en este sentido:

- La ingesta de azúcar se asocia con el riesgo de padecer **colelitiasis** (piedras en la vesícula).

    Instituto Nacional de Salud
    Pública de Bilthoven (Holanda).

- El azúcar, junto con la grasa saturada (presente en casi toda la repostería industrial), **aumenta el riesgo de padecer cáncer de estómago**.

    CORNEE, J.; POBLÉ, D.; RIBOLI, E., ET AL.
    «A casecontrol study of gastric cancer
    and nutritional factors in Marseille, France»
    Eur. J. Epidemiol., 11: 55-65 (1995).

53

- El consumo de azúcar entre comidas estimula la **proliferación de las células epiteliales del intestino y favorece la formación de cánceres.**

  Instituto de Investigación Farmacológica
  Mario Negri de Milán (Italia).

Por otro lado, se ha encontrado esta misma relación al estudiar a 35.215 mujeres de Iowa (EE.UU.).

- Los **huesos se vuelven frágiles y quebradizos** si se sigue una alimentación rica en grasa y azúcar.

  Universidad de California del Sur, Los Ángeles
  (EE.UU.).

- Las **adolescentes embarazadas** que consumen mucho azúcar dan a luz **niños de menor peso.**

  Universidad de Nueva Jersey (EE.UU.).

- El consumo frecuente de azúcar, junto con la poca ingesta de fibra, **aumenta el riesgo de padecer la enfermedad de Crohn.**

  SAILER, D. «Crohn, disease, gallstone, cancer»
  Z. Ernahrungswiss., 29 (Suppl.1):39-44 (1990).

El azúcar que se encuentra en los alimentos de manera natural (fruta, frutos secos, etc.) siempre va acompañado de fibra, que atrapa el azúcar de índice glicémico elevado para ser excretado sin exacerbar el sistema nervioso, inmunológico y osteoarticular. Así que si piensas que la vida es triste sin los dulces y repostería, yo te contesto que no existe un placer más dulce que gozar de una buena salud.

9

MÁS CONTROVERSIA:
ALIMENTOS DE ORIGEN ANIMAL

Éste es uno de los aspectos donde existe más controversia entre los investigadores y especialistas en nutrición avanzada. Digo «avanzada» porque si preguntamos a un nutrólogo convencional, a un dietista convencional, o incluso a un médico endocrino, contestarían taxativamente que la carne, el pescado y los huevos, incluso el marisco, son buenos. Por otro lado, tal como indicaba al inicio de este libro, los partidarios de la alimentación vegetariana defenderían con furor que la alimentación fisiológica es la suya y que no estamos hechos para comernos a otros «congéneres».

Yo prefiero apartarme de estas dos corrientes e indagar en las investigaciones de las que considero verdaderas autoridades en este campo. Y aunque tampoco entre ellos existe el consenso total, se pueden extraer conclusiones que arrojen luz sobre este tema tan debatido.

A continuación, citaré brevemente el punto de vista de los que yo llamaría «Pioneros de la Nutrición Terapéutica». Sobre algunos de ellos encontraréis más información en la Segunda Parte de este libro.

E. SCHNEIDER. Dr. en Medicina por la Universidad de Dusseldorf.

M. G. SCOLA. Dr. en Medicina por la Universidad Central de Venezuela. Antropólogo.

G. C. BURGER. Físico suizo.

J. SEIGNALET. Dr. en Medicina. Dtor. Lab. Histocompatibilidad de Montpellier. Biólogo.

C. KOUSMINE. Dra. en Medicina. Pionera en nutrición terapéutica.

J. FRADIN. Dr. en Medicina. Dtor. Instituto de Medicina Medioambiental de París.

P. G. BESSON. Dr. en Medicina. Asociación Médica Kousmine.

C. LAGARDE. Dr. en Farmacia, Dr. en Biología. Pionero en micronutrición.

J. D. PAMPLONA ROGER. Dr. en Medicina. Especialista en aparato digestivo. Autor de la *Enciclopedia de los Alimentos*.

Carnes

Algunos autores las permiten **una o dos veces por semana** (SEIGNALET, KOUSMINE, BURGER), siempre que se tome cruda (BURGER), muy poco hecha (SEIGNALET) o ligeramente cocida (KOUSMINE).

Otros autores las desaconsejan totalmente (FRADIN, SCHNEIDER, SCOLA, BESSON, PAMPLONA), ateniéndose a los siguientes hechos:

- La grasa de la carne contiene tóxicos lipóferos (pesticidas, disolventes, medicamentos, aditivos y moléculas nocivas que se crean durante la cocción), además de ácido araquidónico, precursor de las prostaglandinas PGE2 proinflamatorias.

- Los ácidos no volátiles de la carne y otros desechos del metabolismo proteico (compuestos nitrogenados) sobrecargan los emuntorios y provocan acidosis metabólica, con su consecuente efecto sobre el equilibrio homeostásico.

- Favorece la proliferación de la flora putrefactiva y es responsable de materias intestinales ricas en proteínas mal digeridas, cuyos aminoácidos sufren descarboxilación, dando lugar a aminas tóxicas nocivas (cadaverina, putrescina, mercaptán). (Véase el siguiente cuadro).
- Contienen restos de fármacos, especialmente de hormonas y antibióticos que se emplean en la ganadería intensiva.
- **Es especialmente nociva la carne asada o a la brasa...**

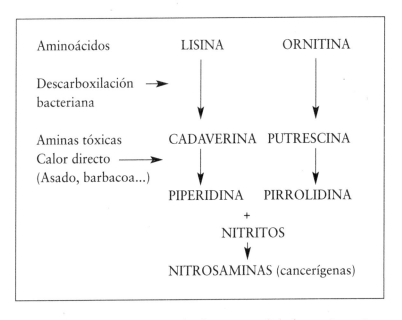

Aminoácidos LISINA ORNITINA

Descarboxilación →
bacteriana

Aminas tóxicas CADAVERINA PUTRESCINA
Calor directo ——→
(Asado, barbacoa...) PIPERIDINA PIRROLIDINA

+

NITRITOS

NITROSAMINAS (cancerígenas)

- Toda la carne, incluso la de mejor calidad, contiene ciertas proporciones de microorganismos y bacterias. Entre los más destacables estarían los géneros *Campylobacter, Salmonella* y *Shigella*. Recientemente, se ha descubierto que la *Escherichia coli*, que suele estar presente en la carne picada y en las hamburguesas, es causa de infecciones que provocan, con relativa frecuencia, cuadros graves de gastroenteritis.

FÁRMACOS MÁS UTILIZADOS EN LA CRÍA DE GANADO

*Antibióticos. Se administran sistemáticamente a las aves y al ganado, con el objetivo de que mueran menos animales por infecciones y crezcan más deprisa. Con esta administración generalizada, las bacterias se vuelven resistentes a esos fármacos y cuando esas mismas bacterias afectan a los seres humanos, existe el riesgo de que los antibióticos que se administren no sean efectivos para la infección.

*Hormonas. A pesar de estar prohibidas en la U.E., se siguen utilizando con frecuencia. Aumenta el engorde y la masa muscular del animal, disminuyendo su cantidad de grasa. Un claro ejemplo de sus efectos nocivos fueron los casos de niños con ginecomastia (aumento de las mamas) debido al consumo de carne de pollo tratada con estrógenos, una hormona femenina.

*Esteroides anabolizantes. Derivados de las hormonas, conocidos por ser utilizados por fisioculturistas, con el objetivo de aumentar su masa muscular. Éste es el objetivo cuando se suministra a los animales. En ambos casos, su ingesta puede provocar graves efectos hepáticos.

*Agonistas beta-adrenérgicos. Excitan al animal, provocando que se queme más grasa.

*Antitiroideos. Frenan la glándula tiroides, ralentizando el metabolismo del animal e incrementando su peso.

- Según el Instituto Alemán de Nutrición Humana de Bergholz-Rehbrucke, el carcinoma de células renales es más frecuente cuanto mayor sea el consumo de grasa, carne y productos cárnicos.

- Un estudio realizado por el Instituto de Investigación Epidemiológica Montebello (Oslo, Noruega) revela que las mujeres que comen carne más de cinco veces por semana tienen un riesgo casi dos veces y medio superior de padecer cáncer de mama que las que la consumen dos o menos veces por semana.

- El Consejo de Investigaciones Médicas de Cambridge (Reino Unido) ha demostrado que 600 g de carne roja multiplica por tres la cantidad de compuestos nitrogenados que existen en las heces, lo que la equipara en actividad procancerígena al humo del tabaco. En este mismo sentido, la Universidad de Harvard (Massachusetts, EE.UU.) realizó un amplio estudio estadístico, llegando a la conclusión de que los varones que consumían carnes rojas, como plato principal, cinco o más veces por semana, presentaban un riesgo de padecer cáncer de colon alrededor de cuatro veces más que los que consumían carne roja menos de una vez al mes.

Charcutería

Para justificar su **restricción** se pueden esgrimir las mismas razones que para la **carne**. No obstante, cabe señalar que, como excepción, es mejor la charcutería cruda de calidad (jamón serrano o lomo ibérico, vigilando las cantidades de nitratos presentes) que las **charcuterías cocidas, doblemente nocivas** (altas temperaturas, aditivos químicos, etc.). Sin embargo, deben tenerse en cuenta las siguientes observaciones:

- La carne de cerdo es más grasa que la de otros animales, ya que presenta mayor cantidad de tóxicos lipóferos. También contiene más histamina y tiramina (alergias, hipertensión). Esta carne es la que, comúnmente, presenta mayor cantidad de parásitos, pudiendo provocar triquinosis, cisticercosis y toxoplasmosis. Por otro lado, cuando se da la relación entre el consumo de carne y la mayor propensión al cáncer, la carne de cerdo se encuentra siempre en el primer lugar de esa lista.
- En el Centro de Investigación del Cáncer de Heidelberg (Alemania), se ha llegado a la conclusión de que la ingesta de carne de cerdo procesada aumenta el riesgo de padecer glioma cerebral (un tipo de cáncer del sistema nervioso central). El riesgo era más elevado en quienes consumían con frecuencia jamón cocido, embutidos de cerdo y *bacon* frito. Del mismo modo, investigaciones realizadas por el Instituto de Tecnología de Massachusetts (EE.UU.) indicaban que la población afroamericana que consumía con frecuencia dichos alimentos presentaba un 50% más de probabilidades de padecer cáncer de páncreas.

¡CUIDADO CON EL *BACON*!

Algunos autores lo consideran el producto cárnico más cancerígeno, al combinarse en él cuatro factores:
— Gran cantidad de grasa saturada. Sólo 100 g de panceta superan la cantidad máxima recomendada de grasa saturada por día (20 g). Son innegables los numerosos estudios que relacionan la ingesta habitual de grasa con ciertos tipos de cáncer.
— Al igual que otros embutidos, ha sido curado con nitritos, favoreciendo la aparición de las cancerígenas nitrosaminas.

— Al ser un alimento ahumado, contiene hidrocarburos aromáticos, de probada acción cancerígena.

— Cuando se fríe a más de 150 °C se producen aminas heterocíclicas, también cancerígenas.

Huevos

Casi todos los autores parecen coincidir en que se pueden tomar con moderación, siempre que sean de origen biológico y se consuman «pasados por agua», es decir, ligeramente cocidos a baja temperatura. Otra posibilidad es el «escalfado» sobre cereales o legumbres, aportando así una proteína de alta calidad (el aminograma del huevo es el más completo de cuantos alimentos se conocen).

Los huevos tienen importantes ventajas sobre la carne, siempre y cuando sean caseros o biológicos. Además de aportar proteínas de calidad y favorecer el crecimiento, se digieren fácilmente y no producen ácido úrico.

Tal como indicaba anteriormente, es muy importante cómo se cocinan, escogiendo siempre el «pasado por agua» o el escalfado a fuego lento. Conviene evitar los huevos fritos, particularmente nocivos para quienes padecen problemas de vesícula biliar. Por otro lado, no son convenientes para los niños menores de un año (para evitar reacciones alérgicas e infecciones), pudiendo incorporarlos posteriormente en pequeñas cantidades para observar su tolerancia, y siempre de origen biológico.

Pescados

Aunque resultan menos peligrosos que la carne, también es preferible cocinarlos crudos (tipo *carpaccio*), si son de calidad, o ligeramente cocidos a baja temperatura. Igualmente, el pescado es acidificante y contiene con frecuencia fosfatos y mercurio, por lo que debe consumirse con moderación, aunque con mayor frecuencia que la carne. Como en todo, la calidad es un factor clave (KOUSMINE, BESSON, SCHNEIDER, SCOLA).

VENTAJAS DEL PESCADO

- Proteína completa.
- Fácil digestión, tanto de la parte proteica como de la grasa.
- Las grasas que contiene son insaturadas, menos densas que las saturadas de la carne y beneficiosas para el sistema cardiovascular, siempre que no se someta a altas temperaturas o frituras.
- Es un alimento de origen natural, siempre que no proceda de piscifactorías.

INCONVENIENTES DEL PESCADO

- Un consumo elevado y diario puede provocar acumulación de residuos proteicos (tipo ácido úrico), aunque indiscutiblemente en un nivel menor que la carne.
- Con relativa frecuencia, se encuentra contaminado con fosfatos y mercurio, además de algunas bacterias y ciertos parásitos.
- El pescado ahumado o a la parrilla es especialmente nocivo.

Marisco: crustáceos y moluscos

Deberían tomarse sólo en raras ocasiones, ya que son ricos en sustancias acidificantes, desechos del metabolismo proteico que sobrecargan los emuntorios y alteran la homeostasis. Suelen provocar reacciones alérgicas, en ocasiones claramente manifiestas, y en otras no, induciendo la secreción de *mucus* intestinal (SCHNEIDER, SCOLA).

Los crustáceos pueden dividirse en tres familias:

- Necrófagos. Se alimentan de animales muertos o en descomposición (carroñeros), desplazándose por los fondos marinos.
- Carnívoros. Generalmente atacan y devoran a víctimas enfermas o debilitadas que suelen contener más gérmenes.
- Caníbales. Se alimentan de sus propias crías.

Los moluscos bivalvos (mejillones, ostras, almejas, etc.) se alimentan filtrando grandes cantidades de agua (hasta 9 litros por hora) y reteniendo las partículas sólidas que hay en ella, acumulando así gérmenes, algas dinoflageladas tóxicas y otros componentes químicos (particularmente, si se encuentran cerca de grandes ciudades).

INCONVENIENTES DEL MARISCO

- **Deterioro rápido.** Nada más producirse la muerte del animal, se inicia un rápido proceso de descomposición.
- **Complicada digestión.** Su gran cantidad de colágeno necesita una intensa actividad de los jugos digestivos.
- **Ácido úrico y colesterol.** El marisco es uno de los alimentos con mayor cantidad de ácido úrico, especialmente la langosta y el langostino. También contiene cantidades significativas de colesterol.
- **Alergias.** Las gambas y los calamares producen con frecuencia alergias alimentarias, urticaria, asma, rinitis, etc.
- **Gérmenes y toxinas.** Pueden ser portadores de gérmenes y toxinas muy nocivas.
- **No se aconseja en caso de:** insuficiencia renal crónica, diabetes, enfermedades hepáticas, alcoholismo, gastritis crónica, y cuando se están tomando antiácidos o antiulcerosos.

¿Proteínas vegetales o animales?

Todavía hay quien dice que las proteínas de calidad se encuentran en la carne, en el pescado y en los huevos, y las proteínas de baja calidad están en los cereales, en las legumbres y en otros vegetales. Creo que esto no es hablar con propiedad. Lo importante de las proteínas es la proporción de sus aminoácidos, especialmente los ocho esenciales (el organismo no puede formarlos), y el aprovechamiento que se haga de ellos. Si a estos factores añadimos la valoración de las toxinas, residuos y ácidos que dejen, dependiendo de su procedencia, quizás el resultado final pudiera sorprender a los más profanos.

Los cereales y las legumbres, además de las algas y los frutos secos, contienen los ocho aminoácidos esenciales. Algunos de ellos, efectivamente en proporción escasa. Pero la **combinación de varios de estos alimentos**, por ejemplo, cereales + legumbres, cereales + frutos secos o cereales + algas, producen proteínas incluso de mejor calidad que las de la carne. Si además consumimos huevos biológicos con moderación y sabiamente combinados, nunca necesitaremos recurrir a la carne o al pescado, a no ser que queramos darnos un capricho.

Por otro lado, ya es hora de desterrar el «viejo credo» de que con las proteínas vegetales es difícil conseguir toda la proteína diaria necesaria. El Dr. Schneider, a partir de las investigaciones del Instituto Max Planck de Fisiología de la Nutrición de Dortmund, recuerda que la cantidad diaria no tiene por qué superar los 0,57 g por kilo de peso, siendo incluso menos. Otras tres fuentes totalmente fiables que investigaron la cantidad diaria recomendada fueron la Food and Nutrition Board of the National Academy of Sciences (EE.UU.), el Canadian Board of Nutrition y la F.A.O. (Food and Agriculture Organization), recomendando una media de 0,47 g por kilo de peso. No debemos olvidar que el exceso de proteínas entraña peligros evidentes, como artralgias, reumatismo, descalcificación, desequilibrios homeostásicos, etc., aunque también hay que reseñar que los trabajadores o deportistas «del músculo» pueden necesitar un nivel más alto.

Realmente existen 3 **leyes insalvables** para valorar la calidad de la proteína que tomamos y que tienen que ver con sus aminoácidos:

1º. Deben de estar presentes todos los aminoácidos esenciales.
2º. Debemos de tomarlos simultáneamente.
3º. Deben respetarse determinadas proporciones.

Esto lo podemos conseguir con facilidad combinando alimentos vegetales y más aún si incluimos huevos biológicos en nuestra dieta.

En realidad, los alimentos vegetales nos suministran la mayoría de las vitaminas y minerales que nuestro cuerpo necesita, a excepción de la B12, que puede obtenerse en un 30% de vegetales y el resto de huevos o algas.

No estoy en contra de consumir pescado de calidad y, en segunda instancia, carne blanca biológica, pero nunca como parte fundamental de la alimentación de todos los días. Por otro lado, la forma de cocinar (hablaré de esto más adelante) y la calidad del alimento es realmente determinante. Tengo que reconocer que la alimentación ovo-vegetariana aporta interesantes ventajas, particularmente para quienes tienen la salud deteriorada o, constitucionalmente, tienen una capacidad de detoxificación enzimática débil.

ADITIVOS ALIMENTARIOS: ¿VENENO EN NUESTRAS MESAS?

La **definición oficial** de aditivo alimentario es la siguiente: «Toda sustancia que, sin constituir por sí misma un alimento ni poseer valor nutritivo, se agrega intencionadamente a los alimentos y bebidas en cantidades mínimas (¿...?) con objeto de modificar sus caracteres organolépticos o facilitar o mejorar su proceso de elaboración y/o conservación» (Decreto 336/75-B.O.E.11/3/75). Pueden tener un origen natural o haberse obtenido por síntesis, artificialmente, añadiéndose a los alimentos para evitar o retrasar su descomposición, mejorar su sabor, cambiar su color o reforzarlo, alterar su textura o mantener su calidad nutritiva. Generalmente, los de origen natural suelen resultar mucho más inocuos que los de síntesis.

A lo largo de los siglos, siempre se han utilizado aditivos para conservar los alimentos (sal, vinagre, especias, ahumados, etc.), pero la triste realidad es que ahora la industria agroalimentaria puede utilizar más de 2.500 aditivos, mayormente artificiales, en un mercado que mueve más de 1.500 millones de dólares anuales.

Se siguen ciertos controles por parte de los organismos oficiales para catalogar y prohibir los aditivos que, «evidentemente», resultan dañinos. No obstante, la información disponible es escasa y a menudo errónea. Si deseamos conocer

66

detalladamente los 300 aditivos que están autorizados en España (el resto han de evitarse completamente), podemos consultar los siguientes B.O.E.: 22-1-96 para los colorantes, 12-1-96 para los edulcorantes y 22-3-97 para el resto. También considero práctico que dispongamos en nuestra biblioteca de la *Guía de aditivos, conservantes y colorantes* editada por Ediciones Obelisco, cuya última edición es de 1997.

A continuación, presento un resumen práctico, ya que el lector interesado podrá ampliar sus conocimientos en las fuentes mencionadas.

P (PELIGROSO) S (SOSPECHOSO)

B (NO TÓXICO) N (NATURAL)*

Los colorantes

El Comité Consultivo de los Consumidores declaró en una reunión celebrada en Bruselas que «las materias colorantes constituyen el ejemplo perfecto del aditivo inútil. Su uso no se debe a ninguna justificación tecnológica. Contribuyen a dar a los alimentos un aspecto particularmente adulador que, de hecho, constituye un engaño. En estas condiciones, la coloración artificial de los alimentos es una práctica inaceptable para los consumidores».

---

* Natural no siempre es sinónimo de inocuo.

E-100 Curcumina	N-B		E-101 Riboflavina	N-B
E-102 Tartrazina	P		E-104 Quinoleína	S
E-106 Lactoflavina	N-B		E-110 Amarillo naranja	P
E-120 Cochinilla	N-P		E-122 Azorrubina	P
E-123 Amaranto	P		E-124 Rojo	P
E-127 Eritrosina	S		E-128 Rojo 2G	P
E-129 Rojo altura	S		E-131 Azul patentado	P
E-132 Indigotina	B		E-133 Azul	S
E-140 Clorofilas	N-B		E-141 Compuesto de clorofil.	S
E-142 Verde ácido	S		E-150 Caramelo	N-S
E-151 Negro brillante	P		E-153 Carbón vegetal	N-S
E-154 Marrón FK	P		E-155 Marrón HT	P
E-160 Carotenoides	B		E-161 Xantofilas	B
E-162 Betanina	B		E-163 Antocianinas	B
E-170 Carbonato Ca	B		E-171 Dióxido de Titanio	S
E-172 Óxido de Fe	B		E-173 Aluminio	S
E-174 Plata	S			
E-180 Pigmento rojo	S			

Especialmente nocivos, el grupo azoico (E-102, 110, 123, 124, 154, 155).

Los conservantes

El objetivo de los conservantes es impedir que proliferen los microorganismos en los alimentos, evitando así su deterioro. Los antisépticos y ácidos luchan contra la proliferación de bacterias y los antioxidantes combaten la oxidación de los alimentos en contacto con el aire. **Cada persona consume anualmente más de 40 kilos de conservantes,** muchos de ellos de dudosa efectividad y con importantes riesgos. Nunca nos cansaremos de recomendar la recuperación de una agricultura ecológica y del consumo de alimentos frescos, dejando que pase el menor tiempo posible entre su recogida y su consumo.

E-200 Ácido sórbico	B	E-201 Sorbato de Na	B
E-202 Sorbato de K	B	E-203 Sorbato Ca	B
E-210 Ácido benzoico	P	E-211 Benzoato Na	P
E-212 Benzoato K	P	E-213 Benzoato Ca	P
E-214 P-Hidroxilo Etilo	P	E-215 Derivado H.E.	P
E-216 Hidroxilo Propilo	P	E-217 Derivado H.P.	P
E-218 Hidroxilo Metilo	P	E-219 Hidróxido M. de Na	P
E-220 Anhídrido Sul.	P	E-221 Sulfito de Na	S
E-222 Bisulfito de Na	S	E-223 Disulfito de Na	S
E-224 Disulfito de K	S	E-225 Disulfito Ca	S
E-226 Sulfito de Ca	S	E-227 Bisulfito de Ca	S
E-228 Sulfito Ac.K	P	E-230 Difenilo	P
E-231 O-fenifenol	P	E-232 O-fenilfenolato	P
E-233 Tiabendazol	P	E-234 Nisina	B
E-235 Natamicina	S	E-236 Ácido fórmico	P
E-237 Formiato Na	P	E-238 Formiato Ca	P
E-239 Hexametileno...	P	E-240 Ácido bórico	P
E-241 Tetraborato K	P	E-242 Dimetil dicar.	S
E-249 Nitrito de K	P	E-250 Nitrito de Na	S
E-251 Nitrato de Na	S	E-252 Nitrato de K	S
E-260 Ácido acético	B	E-261 Acetato de K	B
E-262 Diacetato Na	B	E-263 Acetato Ca	B
E-270 Ácido láctico	B	E-280 Ácido propilo	B
E-281 Propionato Na	B	E-282 Propilo Ca	B
E-283 Propionato de K	B	E-284 Ácido bórico	P
E-285 Tetraborato K	P	E-290 Anhídrido C	B
E-296 Ácido málico	S	E-297 Ácido fumárico	S

Los E-221–227 (sulfitos) resultan peligrosos para los asmáticos.

Los antioxidantes
Los antioxidantes evitan el deterioro de los alimentos al entrar en contacto con el aire, y aunque existen antioxidantes

naturales eficaces, como las vitaminas C y E o ciertos pigmentos vegetales, la industria generalmente utiliza otros sintéticos más baratos de peor calidad.

E-300 Ácido ascórbico	B	E-301 Ascorbato de Na	B
E-302 Ascorbato Ca	B	E-303 Diácido ascórbico	B
E-304 Palmitato Ascor	B	E-306 ExtracciónVegetal	N-B
E-307 Alfa-Tocoferol	B	E-308 Gama-Toc	B
E-309 Delta-Tocoferol	B	E-310 Galato de Propílico	S
E-311 Galato de Oct.	P	E-312 Galato Dod.	B
E-315 Ácido eritórbico	S	E-316 Eritorbato Na	S
E-320 Butilhidroxia...	P	E-321 Butilhidro...	P
E-322 Lecitina-N	B	E-325 Lactato de Na	N-B
E-326 Lactato de K	N-B	E-327 Lactato Ca	N-B
E-330 Ácido cítrico	S	E-331 Citrato de Na	S
E-332 Citrato de K	S	E-333 Citrato Ca	S
E-334 Ácido tartárico	B	E-335 Tartrato de Na	B
E-336 Tartrato de K	B	E-337 Tartrato...	B
E-338 Ácido ortofosfórico	S	E-339 Sales ortofosfóricas	S
E-340 Sales ortofosfóricas	S	E-341 Sales ortofosfóricas	S
E-380 Citrato triamónico	P		

Espesantes, estabilizantes, emulgentes, gasificantes, etc.

E-400 Ácido algínico	N-B	E-401 Alginato de Na	N-B
E-402 Alginato de K	N-B	E-403 Alginato...	N-B
E-404 Alginato de Ca	N-B	E-405 Alginato de Carragenato	N-B
E-406 Agar-Agar	N-B	E-407 Carragenato	N-S
E-408 Furcelerán	N-B	E-410 Goma garrofín	N-B
E-411 Harina tamari	N-B	E-412 Goma guar	N-B
E-413 Goma tragácica	N-B	E-414 Goma arábica	N-B
E-415 Goma santana	B	E-416 Goma K.	N-B
E-417 Goma tara	N-B	E-418 Goma gellan	N-B

E-420 Sorbitol*	B		E-421 Manitol*	B
E-422 Glicerina	B		E-431-E-436 Sorbitan	S
E-440 Pectina	N-B		E-440b Pectina amil.	N-S
E-442 Fosfátidos...	S		E-444 Acetato isobutírico	S
E-445 Éster glicólico	S		E-450 Difosfatos	P
E-451 Trifosfatos	P		E-452 Polifosfatos	P
E-460 Celulosa	B		E-461 Metil celulosa	N-B
E-462 Etilcelulosa	B		E-463 Hidroxiprolina	S
E-464 Hidroxi...	B		E-465 Metiletilcelulosa	B
E-466 Carboximetil....	S		E-470 Ac. gras. sales	S
E-471 M. y D. A.G	S		E-472 Ésteres...	S
E-473 Sucroésteres...	S		E-474 Sucroglicéridos	S
E-475 Ésteres...	S		E-476 Polirricinoleato...	S
E-477 Ésteres propano	S		E-479 Aceite soja oxid.	S
E-480 Ácido Estérico	S		E-481 Stearoil-2-lactato	S
E-482 Stearoil-2-lactato	S		E-483 Tartrato de Sterato	S
E-491-E-495 «Spans»	S		E-500 Carbonatos Na	B
E-501 Carbonatos Ca	B		E-503 Carbonato Amo.	B
E-504 Carbonato Mg	B		E-507 Ácido Clorhídrico	S
E-508 Cloruro K	B		E-509 Cloruro Ca	B
E-511 Cloruro Mg	B		E-513 Ácido Sulfúrico	S
E-514-E-523 Sulfatos	S		E-524-E-528 Hidróx. de sales	B
E-529 Óxido de Ca	B		E-530 Óxido Mg	B
E-535-E-536 Ferrocian. sales	S		E-541 Fosfato ácido	S
E-551 Dióxido Silicio	B		E-552 Silicato cálcico	B
E-553 Talco	B		E-554-E-556 Silicatos	B
E-558 Bentonita	S		E-559 Silicato de Aluminio	S
E-570 Ácidos grasos	N-S		E-572 Estearato Mg	B
E-574 Ácido glucon	S		E-575 Glucono-delto-...	S
E-576-E-579 Glucon...	B		E-585 Lactato ferroso	B
E-620 Ácido glutánico	S		E-621-E-625 Glutamatos	P

* Sorbitol y manitol son edulcorantes.

E-626-E-629 Guanilatos S E-630-E-633 Inosinatos S
E-634-E-635 5'-ribonucleótidos disódicos: P
E-636 Maltol N-S E-637 Etil-maltol S
E-640 Glicina y su sal S E-900 Dimetilpolixi... S
E-901-E-903 Ceras N-B E-904 Goma laca S
E-912 Ésteres... S E-914 Cera polietileno S
E-927 Carbamida S
E-1200, E-1404, E-1410, E-1412, E-1413, E-1414, E-1420, E-1422,
E-1440, E-1442, E-1450 Almidones extraídos de patatas y cereales, sobre
todo maíz: S

Edulcorantes

Los edulcorantes están detrás de la moda *light*, pero no
existen evidencias de que realmente beneficien la pérdida de
peso. Sin embargo, se acumulan las pruebas sobre los efectos nocivos de muchos de ellos para la salud. La legislación
española permite el uso de seis edulcorantes, que veremos a
continuación, más otros seis si sumamos el grupo de los po-
lioles.

POLIOLES

E-420 Sorbitol	E-421 Manitol
E-953 Isolmaltitol	E-965 Maltitol
E-966 Lactitol	E-967 Xilitol

Aunque no podemos declarar taxativamente que sean perjudiciales, podemos sospechar de su inocuidad, ya que se han
referido dolores abdominales y trastornos digestivos cuando su consumo supera los 40 g al día.

E-950 Acesulfamo potásico: S	E-951 Aspartamo*: P
E-952 Ciclamatos: P	E-954 Sacarina*: P
E-957 Taumatina: NS	E-959 Neohesperidina DC: S

¿Debemos o no utilizar aditivos?

Evidentemente, conviene evitar aquellos aditivos especialmente nocivos, como, por ejemplo, el grupo de los azoicos o los dos edulcorantes antes indicados.* Los aditivos que se han indicado como peligrosos son aquellos en los cuales existen suficientes evidencias como para creer en su toxicidad o aquellos que son especialmente tóxicos al interactuar con otros o con fármacos de uso habitual. Pero sería absurdo seguir al pie de la letra la calificación utilizada (peligroso, sospechoso, etc.) por dos razones: primero, no podemos obsesionarnos con los aditivos de cada alimento procesado, y segundo, como opinaba Paracelso: «Es la dosis la que hace el veneno». De hecho, muchos alimentos naturales, consumidos en dosis masivas (grasas animales, alcohol, lácteos), también pueden ser nocivos.

Entonces, ¿qué **recomendaciones** prácticas podemos dar a aquellos que desean mantener una salud óptima, protegiéndose en este sentido?

1º. Procurar, como siempre decimos, que **la alimentación sea lo más natural posible y libre de manufacturación y procesados.** Cuantos menos intermediarios existan entre el producto original y el consumidor mucho mejor.

---

* El aspartamo y la sacarina merecen una mención especial, ya que ambos edulcorantes son nocivos y quizás el tiempo deje claro que «extremadamente nocivos». De hecho, está demostrado que el **consumo frecuente de sacarina a lo largo de los años produce cáncer.** Ésta parece ser la causa por la que en Francia y Canadá está prohibida, y en Estados Unidos obligan a poner en la etiqueta de los productos que la contienen «puede ser peligroso para la salud». El aspartamo, por otro lado, parece estar detrás de algunos problemas neurológicos graves y degenerativos detectados recientemente.

Al aspartamo le dedicaré un apartado específico.

2°. Realizar una pequeña **lista con los alimentos tratados que se suelen consumir** (diariamente o más de tres veces por semana) y tomar **nota de los aditivos que contienen, descartando** para la alimentación habitual los que contengan aditivos catalogados de **peligrosos**.

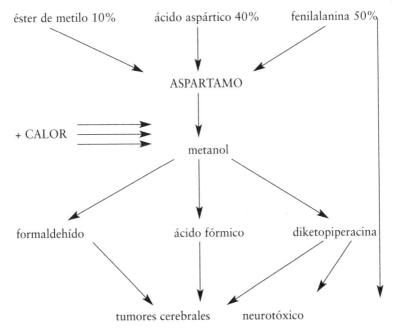

3°. Poner especial atención en los que son particularmente nocivos y a la vez tienen un consumo muy generalizado. El ejemplo más representativo en este sentido es el del ASPARTAMO. Veamos...

¡Cuidado con el aspartamo!

Historia

Antes de salir al mercado, había sido objeto de diversos estudios que demostraban su toxicidad. Por ejemplo, en 1969 un estudio realizado por el Dr. Harry Waissman con monos probó su nocividad. Otro estudio realizado en 1980 con animales dio como resultado que, de 196 monos utilizados para las pruebas, 96 murieron por tumores cerebrales. En 1981, una encuesta realizada por tres investigadores independientes por cuenta de la F.D.A. (Food and Drug Administration) concluyó que este producto podría producir tumores en el cerebro. Basándose en estos trabajos y en otros, inicialmente, la F.D.A. no permitió la comercialización del aspartamo.

Posteriormente, bajo el mandato de Ronald Reagan, amigo del director de la sociedad Searle (responsable de su distribución), se nombró un nuevo comisionario en la F.D.A. que anuló la decisión precedente y dio vía libre a la comercialización del aspartamo. Este comisionario fue acusado, con el tiempo, de haber aceptado sobornos de Searle, pero el mal ya estaba hecho. La F.D.A. autorizó la comercialización del aspartamo el 5 de diciembre de 1994, definiéndolo como uno de los aditivos alimentarios «seguros», y dándole la clasificación de E-951. Para esa fecha ya se habían registrado 7.000 demandas por efectos nocivos asociados al consumo de aspartamo.

Mecanismo químico de toxicidad por aspartamo

El aspartamo está compuesto por:

- Metil éster, éster de metilo, 10%
- Ácido aspártico, 40%
- Fenilalanina, 50%

La fenilalanina sintética se descompone en DXP, un agente tóxico que produce tumores cerebrales. La fenilalanina agota la serotonina cerebral. El aspartamo cambia los niveles de dopamina cerebral y agrava el Parkinson. Cuando alguien toma aspartamo, el organismo engañado desencadena una secreción de insulina destinada a regular el aporte de azúcar. Se encuentra entonces en estado de hipoglucemia (puesto que no se trata de azúcar, sino de un señuelo).

Después, el organismo identifica que no se trata de azúcar y en las siguientes tomas de aspartamo reduce las secreciones de insulina. El problema aparece cuando vuelve a tomar «verdadero» azúcar, ya que el organismo preparado para el aspartamo continúa reduciendo la insulina, provocando así una situación de hiperglucemia. Indudablemente, estos picos de hipo e hiperglucemia pueden provocar hipoglucemias reaccionales, crisis de angustia, hipernerviosismo, depresión y estados prediabéticos.

Por otro lado, el aspartamo se descompone en los líquidos calientes y en el organismo a partir de 30 °C en metanol o alcohol metílico que, a su vez, se descompone en:

- formaldehído
- ácido fórmico
- diketopiperacina

Estas tres sustancias químicas son **muy conocidas por provocar tumores cerebrales.**

Algunos estudios y publicaciones de interés

- El Dr. H. J. Roberts, del St. Mary's Hospital y Good Samaritan Hospital, West Palm Beach de Florida, publicó un informe sobre recientes accidentes aéreos de 157 personas —que incluían pilotos entrenados— que desarrollaron **problemas visuales y neurológicos** ligados al aspartamo. De hecho, desde 1988, docenas de revistas advirtieron a los pilotos sobre el riesgo de **alteraciones nerviosas y ópticas** con el consumo de aspartamo.

- En 1995 la revista *Nexus* publicó varios artículos con una lista de los efectos secundarios del consumo de aspartamo, incluyendo la **epilepsia y los tumores cerebrales**.
- En 1996, apareció un estudio en el *Journal of Neuropathology and Experimental Neurology*, donde se establecía una correlación entre el número de **cánceres cerebrales y el inicio del consumo del aspartamo**.
- Según el Dr. H. J. Roberts, citado anteriormente, el aspartamo «provoca una necesidad malsana de hidratos de carbono». Explica que, cuando eliminaba el aspartamo de la dieta de sus pacientes, la pérdida de peso media era de 10 kg por persona, ya que parece ser que el **formaldehído se almacena en las células grasas** (tóxico lipófero), especialmente en las caderas y muslos. Curiosamente, el aspartamo se sigue recomendando en las dietas de adelgazamiento. Por otro lado, el Dr. Roberts afirma que «consumir aspartamo en el momento de la concepción puede provocar anomalías en el nacimiento». Roberts documenta ampliamente el **fuerte poder adictivo** del aspartamo, superior al alcohol y a muchas drogas.
- El neurocirujano Dr. Russel Blaylok afirma que «el aspartamo y sus derivados **estimulan las neuronas del cerebro hasta la muerte**, provocando desórdenes cerebrales en diversos grados».
- El Dr. Louis Elsas, pediatra y profesor de genética en la Universidad de Emory, ha demostrado ante el Congreso que la fenilalanina (que contiene el aspartamo y la Coca-Cola) **se concentra en la placenta y provoca retrasos mentales**.

- En la Conferencia Mundial para el Medioambiente y la Fundación para la Esclerosis Múltiple del 20 de noviembre de 1997, Nancy Markle señalaba que la **toxicidad del metanol** (un producto de degradación del aspartamo) **se parece a la sintomatología de la esclerosis múltiple**. Habían observado que un buen número de personas afectadas o «diagnosticadas» de esta temible enfermedad, cuando suprimían totalmente el consumo de aspartamo, veían desaparecer los síntomas.
- Se han relacionado, directa o indirectamente, más de 92 síntomas y enfermedades con el consumo habitual de aspartamo.

El cómo y el porqué

El aspartamo o E-951 se utiliza masivamente en las industrias alimentaria y farmacéutica, dado su poder edulcorante incuestionable (200 veces superior a la sacarosa). Desde mediados de la década de 1990, se fue introduciendo a través de compañías como Nutrasweet, Equal, Spoonful, etc., en 4.200 productos alimenticios como mínimo: caramelos, bombones, bebidas, suplementos vitamínicos y medicamentos en más de 90 países del mundo. Actualmente, está presente en unos 9.000 productos en más de 100 países, especialmente en los productos *light*, paradójicamente presentados a los consumidores como más sanos. Algunos productos no mencionan el aspartamo entre sus ingredientes, camuflándolo con la expresión «contiene una fuente de fenilalanina». Es mejor desconfiar de todos los productos que indican «no contiene azúcar» y fijarse en su composición.

Algunos países ya contemplan en su legislación la prohibición del uso del aspartamo. Por ejemplo, en Islandia se prohibió el 22 de octubre de 1999. En Canadá, actualmente es obligatorio que los productos que contienen aspartamo incluyan la mención «puede provocar cáncer», al igual que aparece en el tabaco. Lógicamente, cabe preguntarse: ¿son los canadienses o los islandeses más sensibles al cáncer que nosotros? o ¿son nuestras instituciones o nosotros más tontos, ingenuos o inconscientes?

Teniendo en cuenta que cada uno de nosotros, profesionales de la salud y de la nutrición, velamos por los intereses de nuestros pacientes, debemos sentirnos en la obligación de informarles de este y otros temas que, de otro modo, seguirían ocultos o deformados o, peor aún, presentados como todo lo contrario. Pensemos, por un momento, en uno de los grupos que más aspartamo consume, los niños, que lo ingieren en caramelos, dulces, bebidas, etc.; o en embarazadas que piensan que tomando alimentos y bebidas *light* evitarán el «perjuicio» del azúcar o de la grasa. Sí, ésta es la imagen que nos vende la TV y las multinacionales que están detrás, cuyo único interés es llenar el «saco sin fondo» de su egoísmo. Por lo tanto, ¡que no te amarguen la vida!

Para obtener más información sobre este importante tema:
«Mission Possible International»
Web: www.dorway.com

79

11

LOS CEREALES: EL ALIMENTO
DE TODOS LOS DÍAS

Desde los tiempos más remotos, la humanidad ha dependi-
do de los cereales más que de ningún otro alimento para su
subsistencia. En la Europa mediterránea, el trigo; en la sep-
tentrional, el centeno; en Asia, el arroz; en Oriente Medio, la
cebada; en África, el mijo y el sorgo; y en América, el maíz.
En toda civilización de antaño los cereales eran un recurso
duradero y de fácil conservación como fuente de proteínas y
energía, además de proporcionar un rendimiento sobresaliente respecto a la superficie cultivada.

Generalidades

- Los cereales contienen una media del 10% de proteínas,
  pocos lípidos, abundantes glúcidos, sales minerales y vitaminas. Actualmente, los cereales representan **dos ter-
  cios de las calorías y la mitad de las proteínas absorbidas
  por los humanos.** Es decir, ocupan un lugar importante
  en la alimentación moderna.
- Ancestralmente, se consumían los **cereales salvajes crudos
  y enteros.** Estos cereales salvajes tenían una envoltura exterior suplementaria, es decir, con más celulosa. Actualmente, el salvado se separa del grano y se da a los animales. El hombre consume sólo el grano, lo que comporta:

- Más almidón.
- Menos celulosa, con una pérdida del 90% de las fibras.
- Menos proteínas útiles.
- Menos vitaminas.
- Menos fósforo y magnesio.
- El 50% menos de calcio y de hierro.

Además, el grano se **cuece**, lo que provoca un gran cambio en la estructura de sus constituyentes.

Cambios en su estructura

El profesor Seignalet nos recuerda las diferentes desventajas que actualmente presenta la forma de consumir los cereales, dados los cambios que han sufrido:

- *Selección inicial*
  Dentro de las poblaciones salvajes de gramíneas, el género humano ha elegido las formas adaptadas a su cultura para domesticarlas.

- *Selección masiva*
  Consiste en sembrar únicamente para el año siguiente los granos derivados de las mazorcas que han nacido de las mejores plantas. Ahora bien, estos granos más voluminosos suelen indicar la aparición de mutaciones genéticas, y sus proteínas difieren de las de los granos de antaño.

- *Las hibridaciones*
  Se utilizan frecuentemente, ya que suelen generar plantas más vigorosas y más productivas.

- *El trasplante en un nuevo medio*
  Un cereal que proviene de Asia o de América y se cultiva

en Francia se enfrentará a un entorno distinto (sol, clima). Las presiones que ejerce el medio natural seleccionarán aquellas variantes mejor adaptadas.

- *Los métodos científicos modernos y el problema de los O.G.M. (Organismos Genéticamente Modificados)* No puedo dedicar al tema de los O.G.M. el espacio que merece un asunto tan controvertido. Pero quiero dejar clara mi posición. Coincido, también en esta cuestión, con el profesor Seignalet, que pone el «dedo en la llaga» al denominar «argumentos pusilánimes» a algunos de los utilizados habitualmente por los detractores de los O.G.M., sin tener en cuenta la que creo que debería ser la razón de peso para rechazar este tipo de manipulación.

Quienes favorecen el uso de O.G.M. argumentan que, antes de su intrusión, los propios agricultores realizaban modificaciones genéticas en los alimentos de una forma rudimentaria, como las mutaciones indicadas anteriormente, y que «no pasaba nada». Y aquí radica el error, pasaba y sigue pasando. Como explicaré a continuación, y citando a Seignalet, **las manipulaciones, selecciones y trasplantes han dado lugar a especies diferentes en su estructura respecto a las originales,** las realmente adaptadas a nuestras enzimas y mucinas intestinales. Así pues, este problema arcaico se verá, creemos, complicado y agravado con el uso de los O.G.M. y, como resultado, nuestras enzimas y nuestras mucinas se mostrarán inadaptadas ante estas moléculas desconocidas.

Seignalet y Burger sitúan el consumo de cereales modificados como una de las principales causas de diversas enfermedades. Indican que el peligro procede de la estructura de ciertas proteínas de los cereales. Argumentan que:

- O bien estas proteínas han conocido tantos cambios desde la prehistoria que las enzimas y las mucinas de ciertos humanos no se han adaptado;

- o bien estas proteínas modificadas se vuelven dañinas después de sufrir nuevas transformaciones con la cocción. Debemos tener en cuenta que todos los productos cereales se cuecen u obtienen mediante técnicas que requieren altas temperaturas. (Después comentaré el tema de las cocciones y de las diferentes formas de cocinar sano.)

Pero no son los únicos que «delatan» este factor etiológico como camuflado detrás de diferentes afecciones. Citando a Seignalet:

- En la **poliartritis reumatoide**, durante una remisión obtenida en un período de ayuno, la reintroducción del trigo estimula las artritis en el 54% de los casos y el maíz tiene el mismo efecto en el 56% de los casos.

  DARLINGTON, 1986

- La **esclerosis en placas** es más frecuente en los anglosajones y en los escandinavos, grandes consumidores de cereales.

  BESSON, 1994

- La **enfermedad celíaca** y la **dermatitis herpetiforme** son la consecuencia de una respuesta inmunitaria contra un péptido de la gliadina (GJERTSEN, et al., 1994), una proteína del trigo, de la cebada y del centeno. La supresión de estos tres cereales permite la curación.

83

- Algunas **migrañas** se deben claramente al consumo de alimentos que contienen trigo y desaparecen con la supresión de los mismos.

MONRO, et al., 1984

- En la **diabetes juvenil** (KOSTRABA, et al., 1993), atribuyen una gran importancia a las harinas de los cereales.

- En las **depresiones nerviosas** (BURGER, 1988), muchas veces se ha observado una función causal del trigo.

- Un estudio realizado en 45 poblaciones ha revelado una impresionante correlación entre la frecuencia de la **esquizofrenia** y la cantidad de trigo, de cebada y de centeno consumida por habitante.

LORENTZ, 1990

- La **enfermedad de Crohn** suele remitir con la nutrición artificial. La reintroducción de ciertos alimentos puede desencadenar una recaída. Dentro de las sustancias más peligrosas, figuran el trigo y el maíz.

RIORDAN, et al., 1993

Peculiaridades

El profesor Seignalet recomienda evitar el consumo de todos los cereales, salvo el arroz y el trigo sarraceno, que parece que no han sufrido mutaciones a lo largo de los siglos. No obstante, **me gustaría** añadir algunas matizaciones, especialmente a nivel práctico:

1º. Estoy de acuerdo en la conveniencia de evitar el maíz, el trigo, la cebada y el centeno, incidiendo en el trigo y el maíz.

2°. La experiencia me ha mostrado que, así como a muchas personas les beneficia el restringir el consumo de trigo y de maíz, se puede ser algo más tolerante con la avena biológica de calidad y el mijo (con muy poco gluten).

3°. A «los cereales más recomendados» por Seignalet, creo que debería añadirse que el arroz sea integral y biológico, y que el trigo sarraceno también sea biológico. De esta forma, se completaría lo que yo llamo el «trío de ases» de los cereales con la quinua. En realidad la quinua y el trigo sarraceno son pseudo cereales, pero dadas sus características, pueden incluirse dentro del grupo de los cereales.

4°. Finalmente, existe un grupo por el que no puedo decantarme con claridad. La espelta es un tipo de trigo ancestral (triploide) que provoca menos reacciones alérgicas que el trigo común (hexaploide), pero que, debido a su alto contenido en gluten, puede no ser recomendable en algunos casos. También existe una «pequeña espelta» (diploide) aún más ancestral, pero del que está menos generalizado su consumo y, por tanto, su adquisición. Por último, encontraríamos en este grupo el amaranto que, si bien no es una gramínea, se tolera siempre con facilidad y es muy nutritivo. Su único inconveniente, en la práctica, suele ser la dificultad para cocinarlo de manera sencilla y atractiva.

Trío de ases de los cereales

Ya hace años que recomiendo a mis pacientes el arroz integral y el trigo sarraceno como cereales de uso habitual y más beneficioso, y desde algún tiempo incluyo la quinua en este grupo. Voy a recordar algunas de sus características y virtudes:

Arroz integral

No debe consumirse como plato único o principal, ya que su porcentaje de proteínas es bajo (deficitario en lisina —como muchos cereales— y en triptófano). Sin embargo, se complementa perfectamente con las legumbres. Por ejemplo, combinando el arroz con lentejas o soja, se obtiene una proteína completa, como he explicado al analizar la calidad de la proteína.

Citando a Seignalet, «el arroz tiene una particularidad que lo distingue de los demás cereales. Cuando se somete a diversas manipulaciones por los agricultores, se transforma durante algunas generaciones, pero **siempre tiende a volver a su estado salvaje inicial.** El arroz moderno es, por lo tanto, parecido a su ancestro prehistórico» (HIGHAM, 1989). Ésta es una interesante garantía de que nuestras enzimas y mucinas intestinales lo asimilan perfectamente. Además, no contiene gluten, proteína que, una vez cocida, tiende a adherirse a las paredes intestinales y crear intolerancias.

El arroz integral contiene una cantidad importante de vitaminas B1 y E, las cuales escasean en el arroz blanco.

El arroz integral es un alimento muy recomendable para todos, pero resulta especialmente interesante para quienes padecen problemas cardiovasculares, ya que es muy bajo en sodio, carece de grasas y por su contenido en fibra vegetal impide la absorción de los ácidos biliares, materia prima del colesterol en el intestino.

El trigo sarraceno

Llamado también alforfón, fue consumido como plato principal por los tártaros de Rusia. Su valor nutritivo es similar al del trigo, pero no tiene sus inconvenientes (no contiene gluten), y tiene la **ventaja de ser rico en lisina,** aminoácido escaso en el resto de cereales. **Sobresale su contenido en ru-**

tina (vitamina P), glucósido necesario para el funcionamiento de los capilares y de las arterias. Esta característica lo hace, al igual que al arroz integral, muy recomendable si se padecen trastornos cardiovasculares. Presenta también interesantes cantidades de vitaminas B2, B3, B6, folatos, magnesio, hierro, potasio y zinc.

La quinua

Este cereal ha constituido un alimento principal para los pueblos andinos. **Su valor nutritivo es superior al de los demás cereales.** De hecho, contiene más proteínas que el trigo y el maíz, además de vitaminas del grupo B, E, hierro, fósforo, calcio, magnesio y ácidos grasos esenciales. Su almidón es muy asimilable y no se tiene constancia de que su proteína haya sufrido alteraciones, como ocurre con otros de los cereales mencionados. Resulta un alimento muy nutritivo, ideal para personas debilitadas, y puede combinarse con legumbres u otros cereales.

¿Y el «pan nuestro de cada día»?

Seguramente, cuando se escribieron esas palabras, el pan era infinitamente de mejor calidad y probablemente los cereales habían sufrido menos mutaciones o manipulaciones que los actuales cereales.

Por cultura y tradición, en la Europa mediterránea se consume mucho pan, demasiado. Lo primero que debemos recordar es que **comer demasiado pan con las comidas entorpece el proceso digestivo,** haciéndolo más pesado. Su habitual combinación con salsas, carnes, pescado o legumbres, entorpece las acciones enzimáticas de la digestión. De hecho, existe una dietoterapia ampliamente difundida por todo el mundo, que cuenta con miles y miles de adeptos, la «dieta disociada», que ve como una auténtica transgresión la mezcla de glúcidos fuertemente almidonados, como el pan, la pasta o el arroz, con proteínas completas. Sin convertirnos en fanáticos de la «disociación», creo que no les falta buena parte de razón.

Yo mismo me he dado cuenta de que muchas personas se benefician de restringir el consumo de trigo y maíz; coincidiendo con Seignalet, creo que quienes padecen enfermedades reumáticas, intestinales y respiratorias deben ser especialmente cuidadosos. Ahora bien, en el ámbito profiláctico, creo que todos deberíamos evitar estos cereales.

«¡Pero yo no sé comer sin pan!»... Ésta es una afirmación rotunda que hacen algunas personas. Pocas habrán sido tan «paneras» como lo era yo; sin embargo, ahora no me supone ningún esfuerzo prescindir de él. Se puede utilizar «como pan» las tortas de arroz, que presentan importantes ventajas. Se pueden colocar al lado del plato 3 o 4 tortas para usarlas como pan, se pueden untar con crema de sésamo o paté vegetal, para merendar o «picar», se pueden añadir a la leche vegetal junto con pasas de frutas para el desayuno, etc.

Si esta fórmula no le satisface, en su defecto, se puede tomar con moderación un poco de pan de centeno o de espelta (según tolerancia), que puede adquirirse en centros especializados, pero asegúrese de que no esté mezclado con harina de trigo. Otra posibilidad es tomar moderadamente pan dextrinado (sin gluten) tostado. Aunque, indudablemente, la opción más inteligente es tomar los cereales en su estado natural, bien cocidos, pero sin someterlos a altas temperaturas.

12

LEGUMBRES:
«PLATO DE POBRES..., PERO SANO»

Décadas atrás, mientras los hacendados y ricos del país padecían gota, obesidad, artritis y otras enfermedades directamente relacionadas con su alto consumo de carne y chacinerías, los pobres labradores enjutos de carne y con la piel curtida al sol mantenían controlados estos trastornos, tomando como plato principal, y casi siempre único, las legumbres.

Las principales legumbres consumidas por el hombre son las lentejas, los guisantes, las judías, los frijoles, los garbanzos, las habas, los altramuces, las habas de soja y los cacahuetes. Todas estas legumbres son ricas en aminoácidos esenciales, aunque tienen un déficit en aminoácidos sulfurados, cisteína y metionina. Además de tener una fibra de alta calidad, contienen cantidades significativas de hierro, cobre, niacina, tiamina y carotenos.

Las legumbres son un alimento muy completo, que casi pudiera sustituir a la carne en su proporción de proteína. Sólo es necesario añadirle una porción de cereales, como los descritos en el capítulo anterior, para que la sustitución sea óptima, ya que éstos pueden aportar la metionina y la cisteína que les falta.

Las legumbres son hipercalóricas y contienen un porcentaje importante de proteínas y glúcidos. Es un alimento complicado de digerir, especialmente si se cocina, como es frecuente, con tocino, chorizo o carne. Los enfermos de hígado deben ser muy prudentes en su consumo y, en cualquier caso, es preferible acompañarlas de vegetales y especias que faciliten su digestión (comino, laurel, etc.).

Si una persona goza de buena salud, puede permitirse tomar diferentes legumbres, siempre como segundos platos, y en la comida, no en la cena, por razones obvias. Repasaré a continuación algunas de las legumbres de mayor interés nutricional.

Las lentejas

No contienen apenas grasas (1 %), son ricas en proteínas (28,1 g/100 g) y en glúcidos (26,6 g/100 g). Contienen abundante fibra, vitaminas B1, B6, folatos, magnesio, hierro, potasio, zinc y cobre. Podemos mejorar todavía más su calidad nutritiva si las mezclamos con arroz integral (completamos con metionina), añadimos zanahoria al final de la cocción (provitamina A) y un «chorrito» de zumo de limón (rico en vitamina C) cuando se va a servir, para mejorar la asimilación del hierro.

Algunas personas dicen sufrir trastornos intestinales al tomar lentejas. Es posible. La razón es su alto contenido en fibra, de gran interés para los «estreñidos», pero algo irritante para algunos intestinos sensibles. En estos casos, puede ser recomendable mezclarlas con arroz blanco o semiintegral biológico, siempre añadiendo el «chorrito» de limón y el aceite de oliva en crudo, lo cual facilitará el proceso digestivo.

Las lentejas son un alimento ideal para las mujeres jóvenes y las embarazadas, ya que son ricas en hierro y folatos, nutrientes que ayudan a evitar la anemia.

Los garbanzos

El garbanzo es una de las variedades más antiguas de la familia de las leguminosas, y ya se consumía en el antiguo Egipto. Esta legumbre ha sido muy conocida por sus importantes beneficios y propiedades, especialmente por su valor energético, debido a que contiene hidratos de carbono de absorción lenta, a la vez que muchas vitaminas, minerales y fibra. Aporta 20 gramos de proteína por cada 100 gramos y es rico en ácidos grasos oleico y linoleico. Esta combinación de fibras de calidad, proteína y ácidos grasos hacen del garbanzo una buena recomendación para quienes tienen dislipidemia (exceso de colesterol y triglicéridos en sangre).

Existe el mito de que las legumbres engordan y esto es absolutamente falso si se consumen como «plato fuerte», acompañadas de una buena ensalada de «amargos» (escarola y endivia), no se toman con «sacramentos» (chorizo, carne, etc.) y sí con una cantidad moderada de pan de espelta o, mejor aún, 2 o 3 tortas de arroz. Esta recomendación es igualmente oportuna para cualquier otra legumbre.

Las alubias blancas

Las propiedades nutricionales de todas las alubias son similares entre sí. La diferencia principal entre las alubias blancas y los demás tipos de alubias es su facilidad de digestión. Quien tiene dificultades con la digestión debe decantarse preferiblemente por la alubia blanca, dado que su piel (fuente de fibra) es mucho más digestiva que la de otros tipos de alubias (parda, pinta, negra...).

Entre las propiedades nutricionales de la alubia blanca cabe destacar su contenido en hierro, superior al de las míticas lentejas. Aportan además gran cantidad de vitaminas del grupo B, lo que junto con el hierro las convierten en un alimento preventivo y paliativo de diferentes tipos de anemia. Si bien el hierro que contiene no es hemo (como el de la carne) también resulta de gran interés en estos casos.

Tal como he comentado al hablar de los garbanzos, el aporte de fibra de la alubia, su composición en ácidos grasos y los glúcidos de asimilación lenta que contienen la convierten en un alimento muy recomendable, tanto para diabéticos como para los que sufren de estreñimiento. Eso sí, cocinadas de manera «limpia», como ya comenté, y acompañadas de vegetales de calidad.

La soja

Es, sin duda, la legumbre más cultivada en todo el mundo, probablemente porque no necesita abonos y porque es la que mayor cantidad de proteínas contiene y las proporciona en menor tiempo.

Contiene más proteínas y más hierro que la carne, más calcio que la leche, y más vitaminas B1, B2 y B6 que el huevo. Por este motivo, no es sorprendente que podamos catalogarla de «SUPERALIMENTO».

A diferencia del resto de las legumbres, la soja contiene un nivel de **proteínas completo para el adulto,** ya que su proporción de metionina es adecuada. Si se utiliza la leche de soja para un lactante, debe ser enriquecida con metionina. No obstante, la leche de la madre es la ideal y la que debe mantenerse durante el mayor tiempo posible.

La mezcla de soja con trigo sarraceno o quinua es SOBRESALIENTE, mejor, con diferencia, que la de los alimentos de origen animal. Hasta la grasa de la soja es beneficiosa, ya que está compuesta de ácidos grasos insaturados (linoleico y oleico) principalmente.

Por lo que respecta a vitaminas y minerales, 100 g de soja aportan la mitad de las necesidades diarias de vitaminas

B1 y B2, además de B6 y E, hierro, fósforo, magnesio, potasio, cobre, zinc y manganeso.

Las investigaciones nutricionales de los últimos años han dejado claro que los fitoestrógenos que contiene la soja son la razón de que las mujeres japonesas y chinas no conozcan los problemas y síntomas típicos de la menopausia y que su riesgo de padecer cáncer de mama sea menor que en otras mujeres.

Estas virtudes se deben a las isoflavonas, particularmente la genisteína y la daidzeína (fitoestrógenos), que se unen a los receptores celulares de los estrógenos, aumentando la mineralización ósea, y protegiendo a su consumidor de la arteriosclerosis, además de evitar el crecimiento anormal de las células de la mama y del útero. Por otro lado, los fitosteroles, otras moléculas vegetales no nutritivas presentes en la soja, impiden la absorción de colesterol.

En las primeras ediciones que se publicaron de este libro hacía referencia a la soja como preventivo de los trastornos típicos de la mujer, del cáncer de mama, de la hipercolesterolemia, de la arteriosclerosis, etc., e incluso citaba un estudio del Instituto Nacional de Cáncer de los Estados Unidos que mostraba que el consumo de soja puede prevenir el cáncer de colon, de recto, de estómago, de próstata y de pulmón. Lo cierto es que desde que escribí esta obra han pasado casi diez años y en los últimos tres o cuatro años se ha generado una gran controversia sobre los beneficios y los inconvenientes del consumo de la soja, en particular en dos sentidos:

1º. Si su consumo habitual (incluidos los derivados en diferentes formas) puede provocar o estimular el cáncer de mama hormonodependiente en mujeres.

2º. Si dicho consumo habitual pudiera provocar un hipotiroidismo.

Dicho esto, me veo en la necesidad de hacer algunas aclaraciones:

1º. En estos años he revisado una considerable cantidad de estudios y revisiones de los mismos de corte crítico y científico. No he encontrado ni un solo estudio que deje establecido que el consumo DIETÉTICO de soja, como un ingrediente más de la alimentación, pueda o deba vincularse a una mayor incidencia de cáncer de mama, quizás lo contrario. Sí existen algunas evidencias que nos deben hacer ser precavidos con el consumo diario en cantidades importantes de dicho grupo de alimentos si ya existe dicha patología o antecedentes cercanos con alta prevalencia (madre, hermanas, etc.). Por tanto, coincido con el Dr. Eric Menat (que realizó una magnífica revisión de los estudios realizados hasta la fecha sobre este tema) cuando afirma:

¿Están hechos los occidentales para consumir regularmente soja? Los asiáticos la utilizan desde hace miles y miles de años y nosotros sólo desde hace 20 años. ¿Está nuestro organismo adaptado a este alimento? Y sobre todo, ¿qué forma de soja? En Asia encontramos esencialmente soja fermentada: miso, tofu, etc., pero no los yogures y otros postres con soja «occidentalizados» y demasiado industriales. ¿Son todas estas formas de soja buenas para nuestra salud? ¿Y con qué frecuencia? Como siempre, todo exceso alimentario es malo. Después de estas reflexiones y a la luz del informe de la AFSSA (Asociación Francesa de Vigilancia y Seguridad Alimentaria), podemos decir que el consumo de 2 porciones de soja al día no conlleva ningún riesgo para la salud y puede resultar positivo. ¿Aporta un consumo excesivo de soja en un occidental alguna ventaja sin riesgo? Nada permite tal afirmación.

2º. Existen evidencias científicas que indican que el consumo habitual de importantes cantidades de soja y derivados durante los primeros años de vida pudieran provocar alteraciones en la tiroides. Para encontrar la razón no hay que investigar demasiado: los tioglucósidos o glucosinolatos que aportan la soja, el cacahuete y la col pueden provocar hipertrofia tiroidea al cambiar el metabolismo del yodo. De cualquier manera, hay que dejar claro que, cuando la soja es cocinada convenientemente y no ingerida cruda, este problema, como otros que comentaré a continuación, quedan solventados al destruirse dichas sustancias, llamadas también antifisiológicas.

Las lectinas o hemaglutininas (presentes en las legumbres) pueden ser la causa de anemias, colitis y retraso en el crecimiento, ya que son moléculas que alteran algunas funciones de los enterocitos. En cualquier caso, hay que destacar que dichas moléculas se eliminan con el calor.

Los inhibidores son proteínas que se adhieren a ciertas proteasas digestivas inhibiéndolas, de aquí que se les llame inhibidores de proteasas. En consecuencia, influyen en el crecimiento de los órganos, pero, de nuevo, la acción de dichos inhibidores de proteasas se elimina con el calor.

En resumen, ¡no hay que demonizar la soja! Lo adecuado es consumirla como otra legumbre (eso sí, sin que sea un sustitutivo de las otras legumbres), bien cocinada (la cocción nunca puede dejar una legumbre poco hecha) con vegetales. En cuanto a los derivados, hay que consumirlos con moderación, asegurándose de que tienen garantía no transgénica, evidentemente. Así mismo, debo señalar que no debemos recomendar la leche de soja como leche nutritiva básica para el infante. Tampoco debemos olvidar, como ya indiqué en la primera edición de este libro, que algunas personas pueden presentar intolerancia alimentaria a la soja (difícil digestión, flatulencias, tos seca, etc.). En estos casos, es necesario prescindir de ella y utilizar otras legumbres.

Los azukis

Parecida a la soja, de color granate, contiene más fibra que ésta, algunas proteínas menos, mucha menos grasa y más glúcidos. Sus virtudes nutricionales son similares a las de la soja, aunque tradicionalmente se ha recomendado especialmente por sus **propiedades fortificantes del riñón**. Desde el punto de vista culinario es más suave, dulce y agradable al paladar que la soja, necesitando una cocción más larga.

13

LOS IMPRESCINDIBLES VEGETALES

Los alimentos vegetales son una fuente de nutrientes esenciales: vitaminas, minerales, oligoelementos, ácidos grasos esenciales, etc. No obstante, ciertos elementos no nutritivos de los vegetales han atribuido, en los últimos años, un mayor interés en el campo de la investigación. Se trata de los **fitoquímicos**, que poseen y que les confieren unas propiedades terapéuticas de incalculable valor. Éste promete ser el eje del nuevo enfoque del tratamiento de muchas enfermedades que en la actualidad se abordan con métodos excesivamente artificiales.

Estos productos son vegetales formados por granos germinados, tallos, flores y raíces que, tras preparaciones especiales, han demostrado científicamente contener compuestos con **características funcionales y nutracéuticas** y con diversas propiedades, que pueden destinarse a controlar, entre otras cosas, las cantidades excesivas de **radicales libres** y las acciones destructoras de las células que producen infecciones.

Se sabe que existen cientos y probablemente miles de estos elementos fitoquímicos diferentes, aunque hasta ahora sólo se han investigado las propiedades de unas cuantas docenas. Aunque no son nutrientes, muchos de ellos potencian la acción de ciertas vitaminas como, por ejemplo, los flavonoides y la vitamina C.

Citando a mi amigo Rafael Enamorado, profesor de Tecnología de los Alimentos de la U.P.M. y pionero en España en la investigación en nutracéuticos, se sabe que existen al menos cuatro posibles razones que confieren a estas moléculas vegetales sus características terapéuticas:

1. Inducción de las enzimas destoxificantes de fase 2 (*glutatión transferasas*, NAD(P)H: *quinona oxidorreductasa*; UDP-*glucoronosil transferasas*).
2. Inhibición de la *replicación* de los virus por *fijación* a su cápside, impidiendo la interacción de la partícula vírica con la membrana celular del huésped.
3. Otro posible mecanismo de acción de los AF es la interferencia con los enzimas de fase 1 (*monooxigenasas* dependientes del citocromo P-450), que son los responsables de la activación de la formación de electrófilos reactivos que se pueden unir al ADN.
4. Inhiben la unión al ADN del *benzopireno* y de la *N-nitrosodimetilamina*, dos potentes mutágenos.

A continuación, cito algunos de los elementos fitoquímicos internacionalmente reconocidos como beneficiosos para la salud:

Flavonoides o bioflavonoides

Estos pigmentos vegetales están presentes en infinidad de frutas y en algunas hortalizas: naranja (rutina), pomelo (naringina), limón (hesperidina), cerezas (ácido alágico), manzanas y cebollas (quercitina), uva (flavonoides fenólicos o polifenoles —resveratrol—), grosella (rutina), etc. Poseen propiedades antioxidantes y protectoras de las arterias y de los capilares. Se ha reconocido su papel preventivo del cáncer.

Lignanos

Las semillas de lino, las frutas, las hortalizas y los cereales integrales poseen precursores de los lignanos que, tras la acción bacteriana, se transforman en lignanos, sustancia de reconocido poder protector contra el cáncer (particularmente contra el de mama y el de próstata). Además, son unos antioxidantes muy eficaces en la protección cardiovascular.

Antocianos

También llamados prontocianidinas, estos colorantes naturales son los que le dan el color rojo o morado a algunos frutos como la uva, las fresas, las moras, los arándanos y las granadas. Presentan propiedades antioxidantes, cardioprotectoras, tonificantes de la circulación venosa, antisépticas urinarias y regeneradoras de la retina ocular.

Carotenoides

Son también pigmentos que dan un color amarillento o rojizo a ciertas hortalizas y frutas. Además de su actividad como provitamina A, presentan características propias como antioxidantes y en la prevención del cáncer. Como ejemplos están el betacaroteno de la zanahoria, la luteína y zeaxantina de naranjas y espinacas, y el licopeno del tomate (que previene el cáncer de próstata), tan de moda en la actualidad.

Isoflavonas

Especialmente presentes en la soja y en sus derivados, este fitoestrógeno (hormonas vegetales) resulta interesante en la remineralización ósea, para mejorar la sintomatología típica de la menopausia y para prevenir ciertos tipos de cáncer.

Terpenos o monoterpenos

Algunas plantas aromáticas (alcaravea, perejil, menta, etc.)

y las coles contienen estas moléculas, capaces de detener algunas sustancias causantes del cáncer.

Compuestos sulfurosos

Todas las crucíferas (cuanto más verdes mejor) contienen índoles y glucosinolatos, moléculas de reconocido valor anticancerígeno. Entre ellas, encontramos las coles, los berros, el nabo y especialmente el brécol.

A continuación, mencionaré sólo tres **sencillos ejemplos de principios activos de nutracéuticos** que han sido evaluados y continúan siendo investigados en estos momentos, y que demuestran lo recomendable que es el consumo diario de vegetales de calidad.

Brécol

El **sulforafano o sulforapano** presente en el brécol se considera el fitoquímico más poderoso en la prevención del cáncer, ya que se ha descubierto que refuerza las defensas naturales del organismo activando una enzima que elimina los agentes carcinógenos de las células. Recientemente, la Universidad Johns Hopkins de Baltimore (Maryland) y el Centro Nacional de Investigación Científica de Francia han constatado que esta hortaliza puede ser un eficaz sustituto de los antibióticos que eliminan la bacteria *helicobacter pylori*. La Academia Nacional de Ciencias de EE.UU. publicó el 28 de mayo este estudio, cuyo siguiente paso será determinar qué consumo de brécol y de sus caldos es suficiente para que los afectados puedan curarse de la afección. Como se sabe, esta bacteria no sólo es responsable de muchas úlceras, sino también de la mayor parte de los cánceres de estómago, por lo que, como reconoció el profesor Jed Fahey, de la Universidad Johns Hopkins, con un cambio dietético pueden conseguirse curaciones.

Indudablemente, debemos ser cautos en cuanto a las afirmaciones de curación, pero podemos ser «generosos», como suelo sugerir a mis pacientes, con el consumo de brécol, preferiblemente crudo o casi crudo.

Cúrcuma longa

La cúrcuma ha sido empleada tradicionalmente tanto en la medicina ayurvédica como en la medicina tradicional china, especialmente como hepatoprotector. Hoy en día sabemos que la cúrcuma aumenta los niveles de glutatión reducido y la actividad glutatión-S-transferasa, sustancias protectoras clave frente a carcinógenos y radicales libres, que pueden dañar el hígado gravemente.

Los estudios han encontrado que los curcuminoides, presentes en la cúrcuma, poseen una considerable actividad antiinflamatoria, en parte gracias a su capacidad inhibitoria de la síntesis de prostaglandinas PGE2 (inflamatorias). Diversos estudios sugieren un efecto antiinflamatorio comparable a los corticosteroides, pero sin sus efectos secundarios.

Podemos remitirnos a multitud de estudios que han demostrado los beneficios de la cúrcuma en todas las fases de la formación del cáncer: iniciación, promoción y progresión. Los datos también indican que la cúrcuma reduce el tumor. Éstas son algunas razones por las que la cúrcuma presenta una marcada actividad antidegenerativa:

- Potente actividad antioxidante.
- Inhibe la formación de nitrosaminas que provocan cáncer.
- Refuerza el organismo en la producción de compuestos anticancerígenos, como el glutatión.
- Favorece la detoxificación hepática de carcinógenos.

- Evita la superproducción de cicloxigenasa 2 (COX-2), enzima asociada a la aparición de tumores.
- Inhibe los receptores del factor de crecimiento epidérmico (EGF). Casi 2/3 de los cánceres producen una abundancia de estos receptores que favorecen la proliferación celular.
- Inhibe la angiogénesis, evitando la formación de nuevos vasos sanguíneos que alimenten el tumor.
- Incrementa la expresión de la proteína nuclear, imprescindible para la apoptosis o «muerte celular programada», necesaria para frenar el cáncer.
- Inhibe ciertas enzimas que fomentan el crecimiento tumoral (tirosina-kinasas).

Los estudios generalmente han sido en laboratorio y han demostrado una acción de interés para los cánceres de próstata, mama, piel, colon, estómago e hígado. Es imposible poder presentar un gran estudio en humanos en este campo dado que, nuevamente, a ningún laboratorio que tenga los medios económicos para dicho estudio le va a interesar por no ser un medicamento patentable. No obstante sé, por mi propia experiencia, porque multitud de autores e investigaciones así lo indican y porque cientos de buenos resultados cosechados en terapias tradicionales no convencionales lo avalan, que la cúrcuma longa es un excelente antidegenerativo y protector contra el cáncer.

Personalmente recomiendo la cúrcuma en trastornos hepáticos degenerativos y como tratamiento coadyuvante en cáncer. Coincido con el reciente trabajo publicado por Michael Murray y colaboradores tocante a que en estos casos es más efectivo unir la acción sinérgica de la cúrcuma con las enzimas proteolíticas.

Uvas, resveratrol y cáncer

El cáncer es la mayor causa de muerte tanto en hombres como en mujeres, llevándose más de seis millones de vidas cada año. La quimioprevención, la prevención del cáncer mediante la ingestión de agentes químicos que reducen el riesgo de una carcinogénesis, es una de las vías más directas para reducir la morbilidad y mortalidad. Los fármacos quimiopreventivos están destinados a inhibir la ciclooxigensa (COX).

Esta actividad inhibitoria es relevante en la quimioprevención del cáncer, porque la COX cataliza la conversión del ácido araquidónico en sustancias proinflamatorias, tales como las PGE2, las cuales pueden estimular el crecimiento de las células del tumor y suprimir la función de la vigilancia inmune. Además, la COX puede activar los carcinógenos hacia las formas que dañan el material genético.

En la búsqueda de nuevos agentes quimiopreventivos del cáncer, cientos de extractos de plantas han sido evaluados por su potencial para inhibir la COX. Un extracto derivado de la *Cassia quinquangulata Rich.* (*Leguminosae*), recogida en Perú, fue identificado como potente inhibidor y, tras los bioensayos, se identificó el resveratrol como principio activo.

El resveratrol es una fitoalexina, presente en al menos 72 especies vegetales (distribuidas en 31 géneros y 12 familias), formando parte algunas de ellas de la dieta humana, como las moras y las uvas. En estas últimas, se encuentran cantidades relativamente altas. Aunque la función fisiológica del resveratrol en las plantas no está bien definida, parece ser que las fitoalexinas pertenecen a un grupo de compuestos que se producen durante períodos de estrés ambiental o de ataques de patógenos. Probablemente, la *Vitis vinifera* contiene cantidades importantes como respuesta a la infección fúngica. La piel y el escobajo son las partes de la uva con mayor cantidad de resveratrol.

Estudios recientes llevados a cabo en la Universidad de Illinois (EE.UU.) sobre el resveratrol demuestran su actividad quimiopreventiva del cáncer en ensayos que representaban los tres estados principales de la carcinogénesis. Se descubrió que el resveratrol actuaba como:

1°. Antioxidante, antimutagénico e inductor de la Fase II de enzimas metabolizadoras de drogas. Actividad antiiniciación.

2°. Mediador de los efectos antiinflamatorios e inhibidor de las funciones de las ciclooxigensas y de las hidroperoxidasas. Actividad antipromoción.

3°. Inducía la diferenciación celular en la leucemia promielocítica en humanos. Actividad antiprogresión.

Además, en cultivo, inhibía el desarrollo de las lesiones preneoplásicas en glándulas mamarias de ratón tratadas con carcinógenos e inhibía la oncogénesis en modelos de cáncer de piel de ratón.

Estas experiencias con el resveratrol, nutriente común de la dieta humana, sugieren que debe ser investigado como potencial agente quimiopreventivo del cáncer.

Por otro lado, han sido muchos los estudios epidemiológicos que sugieren que la mortalidad de las enfermedades cardíacas coronarias puede verse disminuida mediante el consumo moderado de alcohol, especialmente de vino tinto (de calidad). Es evidente que el resveratrol juega un papel importante en la prevención de dolencias cardíacas, ya que, como han indicado diferentes publicaciones científicas, inhibe la agregación plaquetaria y la coagulación, altera la síntesis de la familia icosanoides y modula el metabolismo de las lipoproteínas. Teniendo en cuenta los efectos adversos que, a largo plazo, tiene el consumo de alcohol en la salud, especialmente si se desea un aporte óptimo de resveratrol, resulta preferible utilizar los alimentos u otras fuentes naturales complementarias ricas en este nutriente vital.

El mirtilo: sabroso y poderoso fruto

Los frutos del mirtilo (arándano) son ricos en principios activos, entre los que podemos encontrar: flavonoides, mirtilina, ácidos orgánicos, taninos y vitaminas A y C. Sobre uno de sus flavonoides, los *anthocyanosidos*, se están realizando numerosos estudios en los últimos años (MORAZZONI, MALANDRINO, 1995), ya que parece ser el principio activo más importante del mirtilio y el que le confiere sus cualidades sobresalientes, entre las que destacan:

• Acción sobre la **microcirculación cerebral**. Los antocianos protegen y refuerzan la pared de los vasos capilares y venosos. Disminuye la filtración de sustancias nocivas a través de las paredes de los capilares del cerebro y controla la redistribución del flujo sanguíneo microvascular.
• **Protección ocular**. Fortalece la integridad del tejido ocular (por su efecto sobre el colágeno) y mejora las disfunciones de la vista en general. Mejora la irrigación de las células sensibles a la luz (ya durante la II Guerra Mundial se le conocía como «el fruto de la visión» por su propiedad de incrementar la agudeza visual).
• **Neutralizador de radicales libres**. Los *anthocyanosidos* están considerados actualmente como uno de los antioxidantes más potentes.

14

LA FORMA DE COCINAR
DETERMINA LA SALUD

Existen diferentes maneras de cocinar. Algunas de las más comunes son:

- Fritura, con aceite.
- Cocción, en una cazuela.
- Con fuego de leña o carbón a la parrilla.
- Al horno.
- A la plancha.
- En olla exprés o en una olla rápida.
- Al vapor suave en olla, sin sobrepasar los 100 °C.
- En estofado, a temperatura inferior a los 100 °C.

Diferentes autores han puesto en evidencia que la **cocción genera un gran número de moléculas complejas,** que no existen en estado natural, cuyas propiedades y destinos aún son desconocidos (BURGER, 1988; DANG, 1990; FRADIN, 1991; SEIGNALET, 1998). Estos especialistas han demostrado que algunas sustancias procedentes de la cocción son tóxicas o cancerígenas.

Para explicar las razones, citaré textualmente una breve exposición del tema que hace el Dr. Seignalet:

Consecuencias químicas de la cocción

Durante la cocción, bajo el efecto de la agitación térmica, las moléculas chocan entre sí, se rompen y se enganchan al azar a otras estructuras para formar nuevas combinaciones muy complejas, algunas de las cuales no se encuentran en la naturaleza. Este punto esencial ha sido señalado por BURGER (1998) y COMBY (1989).

Los azúcares se polimerizan, los aceites se oxidan, se polimerizan, se «ciclizan» aún más fácilmente si son insaturados. Por lo tanto, *es mejor evitar que se calienten los aceites* de girasol, maíz y colza, ricos en ácidos grasos insaturados. Los daños son menores con el aceite de oliva, que posee menor cantidad de aceites poliinsaturados.

Pueden formarse isómeros:

- Azúcares simples de tipo L a partir de azúcares simples de tipo D.
- Aminoácidos de tipo D a partir de aminoácidos de tipo L.
- Ácidos grasos trans a partir de ácidos grasos cis (véase el capítulo 7).

Como observa BURGER (1988), suele ser suficiente una pequeña diferencia con relación a la molécula normal para obtener una molécula que el organismo es incapaz de tratar. Así, la 2-desoxiglucosa es muy parecida a la glucosa, pero le falta un átomo de hidrógeno unido al segundo carbono. La 2-desoxiglucosa es transportada y absorbida por los mismos sistemas de la glucosa, pero cuando llega a las células no puede ser transformada y se acumula.

Acciones de la cocción sobre las proteínas

Las proteínas han sido muy bien analizadas por CUQ y LO-
RIENT (1992). La cocción tiene múltiples consecuencias:

1) Modificación de la estructura espacial.
No se rompe ningún enlace covalente y la estructura prima-
ria no resulta afectada. Pero se rompen enlaces hidrógenos
y se refuerzan los enlaces hidrófobos intramoleculares, lo
que produce un cambio en la estructura espacial.

2) Modificación de las cadenas laterales de los residuos de
aminoácidos.
- La glutamina y la asparagina sufren un desamidación.
- La cisteína y la cistina son sometidas a una desulfura-
ción.
- La fosfotreonina y la fosfoserina sufren una defosfori-
lación.
- La arginina produce residuos de citrulina u ornitina,
con liberación de urea.
- El triptófano genera derivados carbolínicos: las carbolinas a, b y g. Ahora bien, la g carbolina, potenciada por
la b carbolina, es un agente potencialmente cancerígeno.
- El ácido glutámico también genera potenciales derivados cancerígenos.
- La lisina, la ornitina, la fenilalanina también generan
carbolinas, respectivamente Lys-P1, Orn-P1 y Phe-P1.

3) Interacciones entre varias proteínas.
- Formación de puentes covalentes isopeptídicos.
- Formación de puentes covalentes de tipo lisino/alani-
na, ornito/alanina o lisino/metilalanina.

4) Interacciones entre proteínas y glúcidos reductores.
Son las famosas reacciones de Maillard, evidenciadas por es-

te químico en 1916 y que han dado lugar a numerosos trabajos. Se producen entre el grupo amino de las proteínas y el grupo carbonilo de los azúcares. Se desarrollan en tres etapas, llegando a la formación de sustancias cada vez más complejas:

• Durante la primera etapa se forman aldosaminas (compuestos de Heyns) y cetosaminas (compuestos de Amadori). Estos dos productos no tienen apenas color. El derivado de Amadori obtenido a partir de la lisina y de la lactosa representa más del 70% de las moléculas de Maillard presentes en la leche caliente.

• Durante la segunda etapa, los compuestos de Heyns y de Amadori se transforman en premelanoidinas, cuyos colores y aromas son variados y suelen ser apreciados por los consumidores. Las premelanoidinas están en el origen del olor a «tostado» de los alimentos calentados.

• Durante la tercera etapa se constituyen los polímeros marrones, denominados melanoidinas.

Los compuestos que aparecen en el transcurso de las dos primeras etapas son, en parte, absorbidos por el intestino, y después metabolizados. Las melanoidinas, que tienen un peso molecular elevado, no atraviesan la mucosa del intestino delgado. Podría ser de otro modo en caso de hiperpermeabilidad por disyunción de los enterocitos, fenómeno observado en diversas enfermedades.

Se crean sustancias con un pobre efecto mutágeno en el transcurso de las reacciones de Maillard. Principalmente, podríamos preguntarnos cuál es el destino de estas grandes moléculas, una vez han atravesado la barrera intestinal. Algunos compuestos de Maillard son insolubles en agua y resistentes a las enzimas proteolíticas. Asimismo, la lejía o los detergentes no pueden romperlos. Nada se opone a la acumulación de estas sustancias, sin modificación de su estructura, en las células, al menos en el medio extracelular.

Seguramente, estarás pensando que esta explicación ha sido demasiado técnica, pero creo que era necesaria para, al menos, tener una idea clara en cuanto al cocinado: cómo y cuánto tiempo cocinamos puede determinar nuestra salud de la misma manera que lo que comemos.

¿Qué forma de cocinar es la más recomendable?

Personalmente, coincido con la escuela Kousmine y los puntos de vista ampliados del Dr. Seignalet, por lo que recomiendo:

1º. Hacer que prevalezca el consumo de alimentos crudos.
2º. Evitar cocinar a temperatura alta (fuego vivo) y durante largo tiempo. Se generan moléculas nocivas.
3º. Resultan especialmente nocivos los asados y frituras entre 300-700 °C. Esto incluye al clásico horno. La olla exprés alcanza los 140 °C, por lo que debe utilizarse poco. El horno microondas, que puede superar los 100 °C, tiene características inquietantes (cambio en la orientación de las moléculas de agua, si existe fuga —habitual en los aparatos económicos— emite radiaciones con efectos nocivos para la salud...).
4º. Cocinar de alguna de estas maneras:

- Al vapor a menos de 110 °C.
- Estofado a baja temperatura.
- Plancha «ligera», sin quemar.
- Thermomix, ya que no se superan los 110 °C de temperatura. Reconozco que no es una manera muy «tradicional» de cocinar, pero todo lo que he leído sobre la misma y el uso que le damos en

mi familia me confirma que es una alternativa sana y práctica.

Pero no olvidemos que lo ideal es consumir un mínimo del 30% de alimentos crudos.

SEGUNDA PARTE

LA NUTRITERAPIA
Y EL MÉTODO I.N.C.A.

I

LA NUTRICIÓN CELULAR ACTIVA
O NUTRICIÓN ORTOMOLECULAR

Abrahan Hoffer, Linus Pauling, Richard A. Passwater, Michael Murray, Joseph E. Pizzorno, Michael Janson, Richard Firshein..., en Estados Unidos, y Catherine Kousmine, Alain Bondil, André Denjean, Philippe-Gastón Besson, Luc Moudon, J. Fradrin, Jean Seignalet, Claude Lagarde..., en Europa, todos ellos y muchos otros, excelentes profesionales, han promulgado la terapéutica nutricional como herramienta indispensable para recuperar y mantener una buena salud. Los primeros, frecuentemente encuadrados en la llamada nutrición ortomolecular, y los segundos, relacionados habitualmente con la nutriterapia o la nutrición celular activa. Los métodos y recomendaciones de unos y otros se han expuesto en infinidad de libros, conferencias y congresos.

Hoy en día, diferentes asociaciones y sociedades de investigación, documentación y formación giran en torno a estos métodos, que sólo profanos, ignorantes o presuntuosos se atreverían a poner en tela de juicio. Efectivamente, miles de investigaciones por todo el mundo y millones de experiencias prácticas recogidas demuestran que la corrección alimentaria y el aporte de cantidades óptimas de nutrientes vitales puede ser más que suficiente para mejorar trastornos de salud crónicos y complejos.

115

A continuación, quiero dar unas breves pinceladas de los anteriormente citados a quienes considero «padres de la nutrición terapéutica» y que han servido de inspiración para muchos de los que, como yo, creemos que la medicina del futuro pasa por esta nutriterapia.

Catherine Kousmine

La doctora Kousmine nació en 1904 en Hvalynsky (Rusia), una pequeña ciudad al lado del Volga. La revolución rusa obligó a su familia a emigrar a Suiza, donde Catherine enseguida destaca como alumna aventajada en la escuela superior de Lausanne. Al terminar el bachiller debe escoger una carrera, y aunque por entonces las ciencias estaban casi vetadas para las mujeres, termina medicina en 1928, como primera de su promoción. Seguidamente, realiza su especialidad en pediatría ya que, como ella misma dijo, esto le permitiría tratar al individuo en su totalidad y no «recortar al ser humano en lonchas».

Ejerciendo como pediatra, se sensibilizó con el problema del cáncer al observar la impotencia de la medicina ortodoxa ante dos de sus jóvenes pacientes, que murieron por un sarcoma y por leucemia.

Mientras las tasas de cáncer aumentaban, la Dra. Kousmine, con la ayuda de dos amigos, un químico y un farmacéutico, montaron un pequeño laboratorio en su apartamento, donde comenzó sus investigaciones con ratas, alimentadas de dos maneras diferentes: con nutrientes vitales y con nutrientes desvitalizados. La Dra. Kousmine, analizando su trayectoria, dice: «Sin saberlo, habíamos orientado nuestra investigación hacia lo que hoy se denomina medicina ortomolecular, es decir, la medicina que juega con moléculas propias del cuerpo (nutrientes) y particularmente con vitaminas. Dimos a las ratas todos los cuerpos biológicos disponibles en el mercado, observando cómo evolucionaban las ratas cancerosas con relación a las ratas alimentadas convencionalmente».

Desde que en 1949 unos amigos le llevaron a su consulta a un enfermo afectado de sarcoma y obtuvo excelentes resultados mediante la corrección alimentaria, Kousmine comenzó a aplicar su método en diferentes trastornos graves, como en la esclerosis múltiple, la poliartritis crónica evolutiva y algunos tipos de cáncer. Los resultados eran la mejor confirmación de su buen camino. Pudo constatar que la alimentación moderna, rica en grasas artificiales y desnaturalizadas, exceso de proteínas cárnicas, de azúcares y de alimentos muy refinados y manipulados, y por otro lado, carente de nutrientes vitales, como los ácidos grasos poliinsaturados, vitaminas, minerales y oligoelementos, está directamente relacionada con la mayor parte de las llamadas «enfermedades de la civilización»: muchos tipos de cáncer, trastornos cardiovasculares, artritis, etc. Kousmine consideraba que el error más grave de la alimentación moderna era destruir sistemáticamente la vitamina F, el ácido linoleico cis-cis.

A medida que pasaron los años, la doctora Kousmine fue perfilando lo que se convertiría en un método, hoy practicado por cientos de profesionales de la salud, encaminado a utilizar diferentes medios con el objetivo de devolver al propio organismo las capacidades de curación que había perdido. Los cimientos de este método son la corrección alimentaria, los complementos nutricionales, la higiene intestinal, el equilibrio ácido-base y la inmunomodulación.

En los últimos años, jóvenes médicos se formaron en la consulta de la doctora Kousmine, ya que, como ella misma declaró, «los médicos modernos han sido formados para plantear un diagnóstico y prescribir medicamentos. En materia de nutrición, no saben nada». Estos apasionados alumnos formaron una asociación médica con el objetivo de seguir trabajando sobre las bases del método Kousmine, creando así, en 1985, la Asociación Médica Kousmine Internacional (A.M.K.I.), que organiza seminarios de formación, congresos y publica boletines trimestrales. Catherine Kousmine murió el 24 de agosto de 1992, pero la asociación que lleva su nombre, la A.M.K.I., continúa el trabajo que emprendió esta pionera incansable.

Linus Pauling

El doctor Linus Pauling nació en 1901 en Portland, en el estado de Oregón (EE.UU.). Destaca por ser la única persona que ha sido laureada dos veces con el Premio Nobel, en 1954 con el de Química y en 1962 con el de la Paz. Fue un activo pacifista y militante antinuclear que participó en docenas de campañas. Impactó su presentación ante las Naciones Unidas de una petición, firmada por más de once mil científicos de todo el mundo, en contra de las pruebas con armas nucleares.

El Premio Nobel de Química se lo otorgaron por sus sobresalientes investigaciones sobre la estructura de las moléculas, la importancia de las proteínas y de los anticuerpos. Fue catedrático en el Instituto de Tecnología de California y en la Universidad de Stanford. El presidente Harry Truman y Gerald Ford le concedieron la Medalla Presidencial del Mérito y la Medalla Nacional de las Ciencias, respectivamente.

El término ortomolecular (griego *orto* = justo) lo utilizó por primera vez en 1969, en un artículo publicado en la revista *Science* bajo el título «Ortomolecular Psychiatry». En este artículo, Pauling hacía referencia a los trabajos de Hoffer, que había tratado y mejorado a pacientes psiquiátricos graves, afectados de delirios, alucinaciones y psicosis, a base de un tratamiento con suplementos proteínicos y vitamina C y B3 en fuertes dosis. Definió la medicina ortomolecular como «terapia que conserva la salud óptima y trata las enfermedades variando las concentraciones de las sustancias presentes en el organismo (molécula justa) y que son necesarias para la buena salud».

En 1970, publicó el libro *La vitamina C y su uso diario*, donde indicaba que esta vitamina podría prolongar la vida en decenas de años y proteger de enfermedades como la gripe o el cáncer.

En la década de los setenta, Pauling constata que un desequilibrio bioquímico y celular precede a las enfermedades clínicamente detectables, definiendo así el concepto de «enfermedad de la molécula» o, como otros han expresado, «enfermedad celular». Ésta es la génesis de la nutrición ortomolecular: modificar la concentración de los nutrientes vitales, induciendo una verdadera reestructuración biológica celular.

Aunque Linus Pauling ha sido especialmente conocido como promulgador de las extraordinarias virtudes de la vitamina C en dosis óptimas, este nutriente, aun siendo un pilar fundamental de la nutrición ortomolecular, no es el único. De hecho, una eficaz reestructuración biológica celular necesita habitualmente de la conjunción y sinergia de varios nutrientes, entre ellos, vitaminas, minerales, oligoelementos, ácidos grasos, aminoácidos, enzimas, etc.

Los trabajos de Pauling, al igual que los de Kousmine, han dejado una profunda impronta en miles de profesionales de la salud, que estamos convencidos de que el aporte nutricional complementario es fundamental, tanto para mantener un estado óptimo de salud, como para prevenir de manera activa enfermedades crónicas e incluso mejorarlas cuando ya se están padeciendo.

El Dr. Alain Bondil, en el libro *El Método Kousmine*,* se refiere a la acorde integración de las experiencias de Pauling

* Urano, Barcelona 1992.

en la metodología Kousmine: «La doctora Kousmine comprendió muy pronto el interés de los trabajos de Pauling. Aconseja a sus pacientes graves las megadosis de vitamina C que recomienda Pauling».

Linus Pauling falleció en 1994, en California. El Instituto que él creó en 1973, el Instituto de Ciencia y Medicina «Linus C. Pauling» en Palo Alto (California), así como varias asociaciones nacionales e internacionales de nutrición ortomolecular, continuarán los trabajos e investigaciones de este, también, pionero incansable.

Jean Seignalet

El más contemporáneo de los tres. El doctor Seignalet ha dedicado más de cuarenta años a la formación médica como clínico y biólogo, ejerciendo como interno de los hospitales de Montpellier, jefe de asistencia clínica, hematólogo e inmunólogo, y posteriormente biólogo. Director del laboratorio de Histocompatibilidad de Montpellier y autor del prestigioso libro *L'alimentation ou la troisième médecine*.*

Para el profesor Seignalet, si excluimos las infecciones bacterianas, virales y parasitarias, la patogenia o el mecanismo de desarrollo de la mayor parte de las enfermedades sigue hoy en día desconocido o mal conocido.

Seignalet ha desarrollado una teoría que puede considerarse como una explicación razonable sobre la patogenia de numerosas afecciones. Los dos elementos importantes son el intestino delgado y la alimentación moderna.

Las investigaciones y experiencias clínicas del Dr. Seignalet han aportado **carácter científico** a la afirmación hipocrática de «**que tu alimento sea tu medicina**». Seignalet utiliza en su libro muchas referencias a investigaciones internacio-

* L'Oeil, París 2001.

nales que alientan el ánimo de cuantos creemos que la medicina del futuro pasa por la profilaxis alimentaria.

Me ha parecido interesante incluir una de las múltiples e interesantes reflexiones que encontramos en su obra:

La patogenia de numerosas enfermedades permanece desconocida o muy mal conocida. Citemos en este marco el asma, la rinitis crónica, las alergias, los numerosos estados autoinmunes, el acné, la psoriasis, las aftas de Behçet, la colitis, la enfermedad de Crohn, la rectocolitis hemorrágica, la nefropatía de la IgA, la fibromialgia, la diabetes de tipo 2, la depresión nerviosa endógena, la esquizofrenia, el Alzheimer, la aplasia medular, las hemopatías malignas, los cánceres, etc.

Nuestra ignorancia sobre los procesos que conducen a la génesis de estas diversas afecciones tiene temibles repercusiones a nivel práctico. No sabemos prevenir estas enfermedades y, cuando se presentan, nuestras terapéuticas son ineficaces, insuficientemente eficaces o muy poco eficaces. Lo ideal sería combatir las causas (tratamiento etiológico), siendo más beneficioso que si cuidamos solamente las consecuencias (tratamiento sintomático) con resultados inconstantes o limitados.

Esta carencia patogénica que conduce a una insatisfacción terapéutica es muy irritante para el médico. Esta irritación crónica un día me condujo a plantearme la pregunta clave: ¿Cómo puede ser, con los importantes progresos realizados en numerosas ciencias, que seamos todavía incapaces de solucionar el mecanismo de tantas enfermedades? Y una respuesta probable era la siguiente: la creciente complejidad de la medicina ha llevado a la mayor parte de clínicos e investigadores de alto nivel a una especialización cada vez más estrecha. Por tanto, sólo conocen algunas facetas de un estado patológico, pero no otras. Esta visión parcial les impide llegar a una concepción global del problema.

No olvidemos que estas afirmaciones las hace uno de los profesionales de la salud con una carrera más dilatada y amplia: cuarenta años dedicados a la medicina y la biología, y considerado actualmente como uno de los mayores expertos mundiales en el área de la nutrición terapéutica. Efectivamente, es la visión holística de la salud, donde la etiología de trastornos aparentemente tan diferentes concurren en una misma dirección: alimentación-intestino-emociones (estrés). Ésta nos señala inequívocamente un camino diferente, donde la nutriterapia ocupa un lugar privilegiado dentro de la medicina preventiva y etiológica, conjugándola con la consecución del bienestar emocional, para que cada uno tenga en sus manos las riendas de su salud, con un modo de vida activo, donde el profesional de la salud sea más un profesor o maestro de la salud y donde la medicina convencional intervencionista, siempre necesaria, sea, afortunadamente, poco necesitada.

En síntesis, no importa cómo la denominemos: nutrición celular, nutriterapia, dietoterapia, nutrición ortomolecular o, como la ha nombrado el profesor Seignalet, «Alimentación Ancestral». Todos y cada uno de estos términos se relacionan con la corrección alimentaria como soporte fundamental para generar cambios profundos, pero no agresivos, en el organismo, con el objetivo de mantener o recuperar la salud. Todos los precursores de la nutrición terapéutica están de acuerdo en que las medidas fundamentales de sus métodos pasan por una dieta sana y el aporte de complementos nutricionales ricos en nutrientes vitales, que difícilmente los aporta la dieta (aunque ésta sea correcta).

Después de dieciocho años de analizar y utilizar los métodos de precursores de la nutriterapia y comprobar los resultados de aplicar sus métodos, creo que puedo plantear con criterio y rigor lo que llamo el **MÉTODO I.N.C.A.** (Instituto de Nutrición Celular Activa). Como indiqué al comienzo de esta obra, no voy a plantear ningún método exclusivo o novedoso. Mi aportación al campo de la nutrición terapéutica consiste en la sintetización y concretización de todos los métodos reconocidos por su rigor científico y llevarlos a un ámbito común práctico y sencillo de aplicar.

2

PRESENTACIÓN DEL MÉTODO I.N.C.A.

El método que utiliza y propone el Instituto de Nutrición
Celular Activa (I.N.C.A.) es el agrupamiento y síntesis de los
estudios y experiencias de los profesiones de la nutrición más
cualificados en las últimas décadas. La sencilla, pionera y
eficaz metodología de la Dra. C. Kousmine y del Dr. J. Fradin, la inestimable aportación científica del Prof. J. Seignalet, la concretización conceptual en micronutrición del Dr. C.
Lagarde y, por otro lado, las experiencias y estudios en bioquímica aplicada a la nutrición de precursores del otro conti-
nente, como los Dres. Linus Pauling y Richard A. Passwater.

El método consta de dos pilares más, en ocasiones olvida-
dos: el equilibrio emocional, decantándome por la psicolo-
gía humanista de Abrahan Maslow y la sofrología, y el ejercicio físico acorde a la condición física y a las circunstancias
particulares.

El siguiente esquema presenta esta metodología de trabajo, donde el bienestar emocional, la alimentación sana y el
ejercicio físico forman el triángulo de la profilaxis de la salud. Éstos son, efectivamente, los tres pilares fundamentales
para mantenernos en buena forma (¿quién se atrevería a du-
darlo?...). Desgraciadamente, a causa de los factores medioambientales —alimentación errónea, polución medioam-

biental, etc.—, estresantes y antihigiénicos, en muchos casos, es necesario recurrir cíclicamente a otros tres pilares: la detoxificación celular activa, la reestructuración biológica celular y otras acciones específicas. Con estas últimas es posible, en muchos casos, recuperar la salud perdida, para lograr entonces un verdadero mantenimiento del sistema. Conociendo las tendencias constitucionales individuales y los factores del entorno que influyen particularmente, se pueden utilizar las herramientas necesarias para mantener el sistema en buenas condiciones.

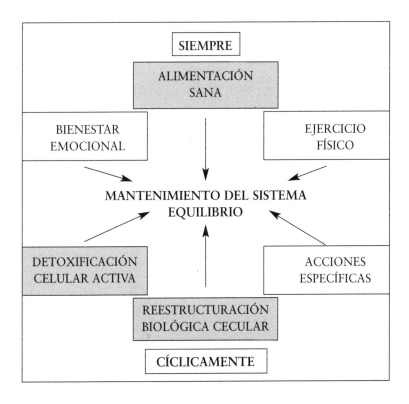

En esta segunda parte del libro me voy a centrar en los tres pilares o fundamentos directamente relacionados con la nutrición. A continuación, analizaré la alimentación sana, la detoxificación celular activa y la reestructuración biológica celular. Pospongo para una segunda obra los otros pilares: el bienestar emocional, el ejercicio físico regular y otras acciones específicas (técnicas prosalud aplicadas en función de los antecedentes académicos del profesional que las aplica).

3

PRIMER FUNDAMENTO DEL MÉTODO I.N.C.A.: LA ALIMENTACIÓN SANA

Deben escogerse los alimentos que mejor proporcionen los elementos necesarios para la reconstitución del cuerpo. En esta elección, el apetito no es una guía segura. Los malos hábitos en el comer lo han pervertido. Muchas veces se consume un alimento que altera la salud y causa debilidad en vez de producir fuerza. Tampoco podemos dejarnos guiar por las costumbres de la sociedad. Las enfermedades y dolencias que prevalecen por doquier provienen en buena parte de errores comunes respecto al régimen alimentario.

ELENA G. DE WHITE

Después de los capítulos precedentes correspondientes a la primera parte, ya no son necesarias largas explicaciones sobre qué grupos de alimentos conviene eliminar o reducir al máximo en nuestra alimentación, así que pasaré a exponer una síntesis esquematizada de qué alimentos se deben consumir en abundancia, cuáles con moderación y cuáles es preferible erradicar de nuestra alimentación, para, finalmente, presentar un plan **práctico**.

No recomendables
- Leche animal (vaca, cabra, oveja) y sus derivados (mantequilla, queso, cuajada, nata, helados y yogur). En algu-

nos casos, se puede tomar bioyogur (véase el capítulo 6 de la Primera Parte).

- Aceites comunes comerciales (girasol, maíz, oliva, etc.) (véase el capítulo 7 de la Primera Parte).
- Alimentos cocinados a más de 110 °C. Evitar los hornos a altas temperaturas, las parrilladas, las frituras y las cocciones muy largas y a fuego vivo (véase el capítulo 14 de la Primera Parte).
- Alimentos que contengan trigo o maíz (pan, pastas, sémolas, harinas, pizzas, bollería, repostería, galletas, bizcochos, salvado, *cornflakes*, palomitas de maíz, maíz dulce, etc.) (véase el capítulo 11 de la Primera Parte).
- Alimentos elaborados y procesados industrialmente. Casi siempre contienen aditivos, conservantes, etc. Hay que tomar los alimentos con la menor manipulación posible (véase el capítulo 10 de la Primera Parte).
- Carne común (vaca, cerdo, conejo, cordero, etc.), charcutería común (chorizo, salchichón, mortadela, salami, *chopped*, chicharrones, jamón dulce, jamón de pavo, etc.) (véase el capítulo 9 de la Primera Parte).
- Marisco crudo o cocido (véase el capítulo 9 de la Primera Parte).
- Vísceras animales (hígado, riñones, paté, etc.) (véase el capítulo 9 de la Primera Parte).
- Huevos comunes. Huevos fritos y cocidos (véase el capítulo 9 de la Primera Parte).
- Alimentos tostados y ahumados (véase el capítulo 14 de la Primera Parte).
- Sal blanca refinada, azúcar blanco refinado (dulces en general), chocolate, cafeína y edulcorantes artificiales (tipo aspartamo o sacarina) (véanse los capítulos 8 y 10 de la Primera Parte).

Con moderación

- Pescado blanco de calidad, a la plancha o cocido. Dos o tres veces por semana y siempre al mediodía, después o junto con unas verduras cocidas o ensalada cruda.
- Pollo de calidad (criado al aire libre), no más de una vez a la semana. Cocinado en estofado a baja temperatura y con mucha cebolla, para facilitar la digestión. Siempre acompañado de ensalada. Tomado al mediodía.
- Huevos biológicos, pasados por agua o escalfados en las verduras o cereales. No más de tres por semana y como parte de los segundos platos del mediodía.
- Legumbres. Deben tomarse como un añadido a los cereales a razón de una parte de legumbres por dos partes de cereales. Las legumbres deben tomarse con moderación y en algunos casos incluso evitarlas (enfermos de hígado). Las más recomendables son la soja blanca, los azukis y las lentejas, que, combinadas con cereales o incluso solas, raramente originan problemas digestivos, especialmente si van acompañadas de ensaladas con amargos (escarola, endibia...). En todo caso, deben tomarse como segundo plato.
- Frutos secos y frutas secas. Por ser alimentos hipercalóricos, no deben consumirse en grandes cantidades. Moderadamente pueden ser recursos «sanos» para quienes tienen mucho desgaste físico, como deportistas o «trabajadores del músculo» que quizás necesiten «picar entre horas». Los sedentarios deben ser muy prudentes con su consumo. Por supuesto, se deben tomar crudos, nunca tostados y/o salados.
- Esporádicamente, no hay inconveniente en tomar algo de charcutería cruda de alta calidad (tipo ibérico-artesanal).
- Así como el trigo y el maíz deben evitarse al máximo, creo que, como ya expliqué en el capítulo correspondiente, con la avena y el mijo se puede ser un poco más tolerante, es-

pecialmente si no se padecen problemas osteoarticulares. Indiscutiblemente, de calidad biológica.

Los más recomendables

- Comer cruda, como mínimo, 1/3 de la comida diaria, si es posible hasta la mitad.
- Frutas frescas: albaricoques, piña, plátano, cerezas, fresas, frambuesas, mandarinas, pomelos, limones, higos, sandías, melones, arándanos, nísperos, caquis, melocotones, peras, manzanas, ciruelas, granadas, uvas, frutas exóticas, etc. Se pueden comer castañas cocidas. Limitar el consumo de plátanos (generalmente se maduran en cámaras y contienes bastantes bacterias) y de naranjas (el brillo de la piel se consigue con un producto químico que es nocivo para el hígado-vesícula. La cáscara es muy porosa y penetra en el interior. No hay problema con las naranjas biológicas, de color mate).
- Vegetales crudos: cogollos de Tudela, endibias, escarola, brécol, zanahorias, apio, pimientos, remolacha, rábanos, tomates (pelados), canónigos, col lombarda, hojas de roble, coles chinas, etc. Todas las ensaladas deberían tener un componente amargo (endibia o escarola) para favorecer la secreción biliar, y un componente antioxidante (brécol o col lombarda).
- Verduras cocidas al vapor, y si es posible tomadas *al dente* (ligeramente cocidas): alcachofas, calabazas, calabacines, judías verdes, nabos, puerros, hinojo, espárragos, borraja, patatas, zanahorias, apio, brécol, etc.
- Arroz integral o semiintegral, trigo sarraceno y quinua. Estos tres cereales deben formar parte de la configuración de los segundos platos de 3-4 veces por semana. Se pueden mezclar con verduras y para que la proteína sea completa se le puede añadir un puñado de legumbres (soja, lentejas, azukis) cocidas aparte, ya que estas últimas

necesitan más cocción. Otras opciones para completar la proteína en lugar de legumbres sería añadirles unos frutos secos crudos y/o algas (wakame, nori, etc.).

- Para quienes no saben pasarse la mañana sin tomar un «líquido blanco caliente», pueden probar con las leches vegetales: arroz, avena, quinua, amaranto, etc. En la primera edición del libro (hace diez años) recomendaba también la leche de soja, pero tengo que decir que cada día observo una mayor sensibilidad o intolerancia a este licuado de soja y he dejado de recomendarla. No hay que obsesionarse con el calcio de la leche, ya que, como expliqué en el capítulo 5 de la Primera Parte, ese calcio ni es biodisponible, ni presenta proporciones equilibradas con el resto de nutrientes. Si se toman cereales, legumbres y vegetales crudos, los aportes de calcio serán suficientes. No obstante, si deseas añadir más calcio debes saber que una sola cucharada de semillas de sésamo en polvo tiene la misma cantidad de calcio que un vaso de leche de vaca.
- Para beber, agua mineral. Preferiblemente recomiendo el agua de bajo residuo seco (Bezolla, Lanjarón, Alzola, etc.). Ahora bien, si existen problemas digestivos puede ser recomendable tomar aguas con gas natural, tipo Vichy.

Aliños y otros

- Tomar la sal marina no refinada (con moderación) y el azúcar de caña genuino (con moderación).
- Los aceites deben ser vírgenes de 1ª presión en frío, intentando combinar diferentes aceites, pero siempre utilizando como base el de oliva. En la cocina «inteligente» no se fríe, los aceites se utilizan en crudo. No obstante, si en algún caso hay que hacer algo «a la plancha» o añadir aceite durante un estofado ligero, es preferible el de oliva, que aguanta mejor la saturación y no crea tantas moléculas nocivas como el de girasol.

- Se pueden utilizar hierbas aromáticas: cilantro, eneldo, albahaca, orégano, comino, etc.
- Se puede consumir miel (con moderación), polen, jalea real, propóleos y otros productos apícolas.
- Es muy recomendable añadir a las ensaladas germinados de soja, alfalfa, lentejas, arroz y trigo sarraceno. Poseen un valor nutricional superior a su estado habitual.
- En las ensaladas se pueden añadir cebollas o cebolletas (sin vinagres), ajo, perejil, alcaparras (sin vinagre) y aceitunas maduras caseras.
- El aliño general de las ensaladas debe ser aceite virgen, pizca de sal y zumo de limón o vinagre de manzana o sidra.

Algunas matizaciones
- Procurar que todos los alimentos, incluidos los vegetales, sean de la mejor calidad posible.
- La fruta no debe tomarse de postre, ya que complica el proceso digestivo, a excepción de la manzana madura y la piña. El momento de tomarla es entre horas, a media mañana y a media tarde.
- Algunas personas toleran mal las ensaladas crudas y dicen que «se les hincha el vientre» cuando las toman. Es un problema funcional de intestino que tolera mal cierto tipo de celulosa, particularmente la de los vegetales de hoja grande y verde intenso, es decir, lechuga y acelga. Si la ensalada la prepara con cogollos y endibia o escarola observará que es mucho mejor tolerada y no le «hincha el vientre».
- Aunque los vegetales son beneficiosos para todos, puede que ciertas personas tengan que restringir el consumo de algunos de ellos. Por ejemplo, quienes padecen trastornos osteoarticulares (artrosis, artritis, etc.) es preferible que eviten los vegetales que tienen alcaloides solanáceos (pimiento, berenjena, patata y tomate) y los que son ricos

en oxalatos (tomates y espárragos). Al menos, no consumirlos habitualmente.

En la práctica
Me identifico totalmente con el adagio de la Dra. Kousmine: «**Desayuno de rey, comida de príncipe y cena de pobre**». Desde hace años, propongo a quienes me consultan que comiencen el día con un **licuado de vegetales o frutas**, que aportarán vitaminas y minerales de calidad, además de moléculas que favorecen la detoxificación y/o son antioxidantes. Si se trata de una persona debilitada, hipotónica, asténica o con tendencia a los trastornos crónicos y complejos, le recomiendo un licuado **antioxidante**, compuesto por:

Brécol + col lombarda + zanahoria

Si se trata de una persona con trastornos digestivos o hepáticos, con dificultades para detoxificar, le recomiendo un licuado **depurativo** que consta de:

Endibia o apio + manzana + 1/2 pomelo*

Nota:
El licuado debe tomarse hecho en el momento, y como deben pasar 10-15 minutos antes del desayuno propiamente dicho resulta interesante tomar el licuado antes de asearse y así pasará el tiempo indicado, aproximadamente.

---

*La ingesta de pomelo pudiera estar contraindicada si se toman ciertos fármacos.

Desayuno tipo 1

Para aquellos que no tienen mucho apetito y/o su desgaste energético durante la mañana va a ser mínimo (sedentarios).

- Vaso de leche vegetal o yogur de soja (si existe intolerancia a la soja utilizar leche de arroz o de avena) + 2 cucharadas de semillas de lino (ricas en ácidos grasos esenciales omega 3, y reguladoras del tránsito intestinal) + 2 o 3 tortas de arroz integral + 1 cucharada de aceite de girasol de primera presión (rico en ácidos grasos omega 6). Se mezcla todo en un tazón. Si se desea, se le puede añadir una cucharadita de miel.

Desayuno tipo 2

Para los que van a desempeñar un trabajo físico o deporte.

- Los mismos ingredientes que el anterior + 1 cucharada de almendras o nueces crudas en polvo + un puñado de pasas de Corinto o ciruelas pasas.

Nota:

Recomiendo almendras a quienes tienen problemas del sistema nervioso o para conciliar el sueño, por ser ricas en triptófano, precursor de la serotonina.

Las tortas de arroz se pueden tomar troceadas junto con el resto de ingredientes, o bien untarlas con crema de sésamo o mermelada de naranja amarga bio (para quienes tienen problemas con la glucosa o alteraciones del sistema nervioso es preferible que no tomen mermelada).

Entrantes y primeros platos

Desde siempre los padres de la dietoterapia han dicho que hay que comenzar las comidas con algún alimento crudo, recurriendo a la experiencia y a su observación empírica. Hoy en día, sabemos que en la fase de digestión de una comida que contiene productos cocidos, se observa una leucocitosis, que no aparece cuando se toman productos crudos. Según Seignalet, esto sugiere que algunas macromoléculas han atravesado la pared intestinal y han suscitado una respuesta inmunitaria.

Por lo tanto, es recomendable comenzar todas las comidas con algún alimento crudo, aunque después se tome otro cocinado, ya que parece que esta precaución atenúa la leucocitosis indicada. Y ¿qué mejor manera de comenzar con alimentos crudos que una agradable y fresca ensalada?

Efectivamente, nunca debe faltarnos en la mesa para empezar algo de «verde crudo». Existen mil combinaciones distintas utilizando los vegetales indicados anteriormente, pero no debemos olvidar unas recomendaciones básicas:

- Que contenga algún vegetal con alcaloides amargos (endibia o escarola).
- Que contenga algún vegetal rico en carotenoides (vegetales de color naranja, granate o rojizo).
- Siempre que podamos, incluir brécol (una excelente manera de prevenir el cáncer).
- **Procurar que sean vegetales biológicos y aliñarlos con aceites vírgenes de primera presión.**

Si estamos de viaje o en un restaurante donde raramente tienen ensaladas, siempre será posible recurrir al socorrido tomate en rodajas con ajo picado y aceite o, en última instancia, comernos una manzana madura como preludio de la comida (no otra fruta).

En ocasiones, nos apetecerán unas verduras cocidas para empezar o una sopa de verduras o algas, o unos canapés, etc., pero incluso entonces es conveniente picar un poco de «crudo» antes, aunque sean unas ligeras hojas de endibia o lechuga o un tomate en rodajas.

Por cierto, quienes tienen la mala costumbre de «convertir en puré» la verdura, al menos, que tomen la precaución de añadirle unos trocitos de tortas de arroz o pan dextrinado para masticar y favorecer la digestión. De otro modo, «puré tragado y no masticado, mal digerido».

Nota:
Por experiencia, sé que una de las costumbres más difíciles de erradicar es la de tomar legumbres o cereales (arroz y pasta) como primeros platos. Sin embargo, como ya expuse claramente, estos alimentos son muy nutritivos y su sabia combinación nos proporciona una proteína ideal como «plato fuerte» o segundo plato. Cuando se toman los típicos macarrones + filete o paella + pescado o lentejas o garbanzos + carne, etc., lo que estamos haciendo es sobrecargar nuestro aparato digestivo, requiriendo de él un esfuerzo enzimático excesivo, que durante unos años soportaremos, pero que a la larga pagaremos de una manera u otra, especialmente con los modos de cocinado y aditivos que ya he explicado anteriormente.

El «plato fuerte» o segundo plato
Si se tiene en cuenta el dicho mencionado anteriormente de «Desayuno de rey, comida de príncipe y cena de pobre», es evidente que el plato proteico y nutritivo más importante debe tomarse en la comida del mediodía y no por la noche. Muchas de las personas que vienen a consultarme desayunan como «verdaderos pobres», quizá un café o café con leche + bollería o algo parecido, comen con prisas y cuando llega la noche se ponen como «sultanes» delante de la TV a comer hasta darse cuenta de que llevan una hora comiendo. Y dicen: «es que es cuando me relajo». Eso sí, por la mañana ¿qué van a desayunar? Tienen la lengua pastosa y una gran desgana, fruto de su opípara cena del día anterior.

Así pues, es al mediodía, después de un primer plato como los señalados en el apartado anterior, cuando se debe tomar el «plato fuerte del día». Yo lo suelo distribuir semanalmente de esta manera:

Cereales + legumbres (2x1)
    o almendras o algas 4/semana
Pescado 2/semana
Pollo de granja 1/semana

La primera opción nos brinda muchas posibles combinaciones:

- arroz + lentejas (2x1)
- arroz + azukis (2x1)
- arroz + garbanzos, alubias o soja (2x1)
- trigo sarraceno + lentejas (2x1)
- trigo sarraceno + azukis (2x1)
- trigo sarraceno + garbanzos, alubias o soja (2x1)
- trigo sarraceno + almendras o nueces
- quinua + lentejas (2x1)
- quinua + azukis (2x1)
- quinua + garbanzos, alubias o soja (2x1)
- quinua + almendras o nueces
- quinua + algas

Notas:
El 2x1 indica dos partes de cereal por una parte de legumbre.

El pescado y el pollo se pueden preparar a la plancha o cocido con verduras a fuego lento o al vapor, estofado ligeramente con guisantes y cebolla o con setas o champiñones. Pueden existir diferentes modos de prepararlos, pero en cualquier caso debe ser a baja temperatura (véase el capítulo 14 de la Primera Parte), sin frituras y sin salsas muy elaboradas.

El mejor acompañamiento del pescado y el pollo son las verduras, particularmente la cebolla ligeramente cocida, ya que facilita su digestión. El aceite siempre en crudo. Me inclino por el pescado blanco sobre el azul. La razón es la grasa presente en este último, que aunque curiosamente puede ser muy buena en estado crudo (como la toman los esquimales, rica en omega 3), una vez pasada por la sartén, se satura y se convierte en todo lo contrario: peróxidos nocivos. Así que, a no ser que le gusten las anchoas o el chicharro o el salmón crudo, será mejor dejarlos para ocasiones especiales.

Los cereales se pueden cocer junto con verduritas troceadas (zanahorias, guisantes, judías verdes, etc.) y las legumbres también (puerro, cebolla, pimiento, etc.) por separado, ya que sus tiempos de cocción son distintos. Luego se mezclan y se dejan reposar un tiempo para mejorar su sabor.

Cuando se añaden frutos secos crudos o algas a los cereales, es necesario incluirlos cuando se sirve el plato. Las algas se han podido tener en remojo previamente o cocer ligeramente, dependiendo del tipo. Por cierto, con el caldo de las algas se pueden hacer unas estupendas sopas, junto con otros vegetales.

Las cenas deben ser ligeras:
- Puede ser una ensalada variada: escarola, cogollo o endibia, patata cocida, aceitunas negras, brotes de soja o alfalfa, ajo picado. Con tortas de arroz o pan de centeno o soja (si no se sospecha intolerancia).
- Puede ser una ensalada verde con arroz (ensalada de arroz).
- Puede ser verdura cocida y un poco de cereales.
- Puede ser ensalada ligera o verduras y tortilla de piñones a la plancha.
- Puede ser un plato moderado de cereales con huevo escalfado.
- Puede ser patatas cocidas con aceite y ajo picado.
- Puede ser un gran plato de verduras cocidas con patatas.

- Puede ser una sopa de avena o fideos de arroz con algas (wakame o nori).
- Como excepción, un poco de pescado blanco con ensalada (si no se ha tomado proteína animal al mediodía).

No recomiendo la proteína animal (pescado o pollo) por la noche, ya que tiende a crear putrefacciones intestinales y a alterar el sueño. Obviamente, debe ser el especialista, en cualquier caso, el que sopese la situación individual y ajuste las pautas dietéticas. Lo que no debemos negar es la lógica y la experiencia que subyace tras el dicho castellano: «De grandes cenas están las sepulturas llenas».

El «picoteo»

Fruta, fruta, fruta. Ése es el mejor momento para disfrutar de las variadas y sabrosas frutas frescas. A media mañana y a media tarde. Si por necesidad calórica (trabajo o deporte) es necesario tomar algo más «consistente», lo ideal es recurrir a las pasas de frutas (dátiles, uvas pasas, ciruelas pasas, higos secos) con tortas de arroz. Si se desea, puede acompañarlo de un vaso de leche vegetal. Si uno se decanta por algo más «convencional», puede prepararse un bocadillo de pan de centeno o soja (sin trigo) de paté vegetal o crema de sésamo o de tomate con una o dos lonchas de jamón serrano o lomo de calidad (ibérico). Otra opción siguen siendo los frutos secos.

De cualquier modo, debo insistir en que, a no ser que se tenga un importante desgaste físico, el mejor «picoteo» es el de la fruta fresca del tiempo. Tres excepciones merecen ser señaladas: cuando existe diabetes, hipoglucemia reaccional y/o candidiasis. En estos casos, el especialista quizás se decante por un «picoteo» más proteico.

Las «excepciones»

Si uno disfruta de un buen estado de salud, quizás pueda permitirse algunas excepciones. Nunca he sido partidario de la rigidez o de la inflexibilidad en la dieta, a no ser que el caso particular lo requiera. No obstante, las excepciones deben ser lo que su nombre indica y, en cualquier caso, vigilando «la calidad» de la excepción.

Por ejemplo, una excepción puede ser comer el fin de semana en un restaurante y pedir una carne de calidad, libre de grasa. Por eso, nos decantaríamos por un solomillo o chuleta de buey antes que por el cordero, cabrito o cerdo. Si decidimos picar alguna especialidad o entrante, intentemos evitar las que contengan leche o grasa o mucho trigo. Un buen jamón serrano es mejor que otras «especialidades» más elaboradas.

Otra regla importante para las excepciones es procurar que siempre vayan acompañadas de un alimento «neutralizante» como la ensalada, y no mezclar hidratos fuertemente almidonados y muy elaborados, como pasta de primero y luego carne.

En los postres es preferible decidirse por los que no tengan leche y, si es posible, inclinarse por lo más «casero». La manzana asada suele ser una opción inteligente.

Conclusión

A la hora de confeccionar nuestros menús habituales, debemos saber «de qué pie cojeamos», es decir, si debemos escoger alimentos que fortalezcan nuestro hígado, nuestro corazón, nuestro sistema respiratorio, etc. Hoy en día se ha investigado tanto en cuanto a las virtudes terapéuticas de los alimentos que es posible confeccionar una lista de alimentos dependiendo de estas virtudes para nuestra salud. Éste será el contenido de la Tercera Parte del libro, pero antes te invito a que conozcas algunos de los argumentos y técnicas que caracterizan la nutrición celular activa o nutrición ortomolecular, además de la corrección alimentaria.

4

SEGUNDO FUNDAMENTO DEL MÉTODO I.N.C.A.:
LA DETOXIFICACIÓN CELULAR ACTIVA

Encontramos sustancias tóxicas en todas partes, desde el aire que respiramos hasta los alimentos que comemos o el agua que bebemos. Por otro lado, nuestro propio cuerpo, al desempeñar ciertas funciones metabólicas, produce sustancias tóxicas. Podemos afirmar, ahora más que nunca, que la capacidad individual que poseamos para detoxificarnos de todas estas sustancias a las que estamos expuestos será un importante condicionante de la salud global que tengamos.
Existen básicamente **cuatro grupos de toxinas**:

1º. Metales pesados.
2º. Productos químicos tóxicos (disolventes, pesticidas, fármacos, aditivos, etc.).
3º. Residuos bacterianos y alimentarios (endotoxinas, exotoxinas, aminas diversas, etc.).
4º. Productos de desecho del metabolismo proteico (amoníaco, urea, etc.).

1º. Metales pesados
Incluye plomo, mercurio, cadmio, arsénico, níquel y aluminio. Estos metales tienden a acumularse en el cerebro, los ri-

ñones y el sistema inmunológico, donde pueden perturbar gravemente el funcionamiento normal.

La mayoría de los metales pesados que se encuentran en el organismo son resultado de la contaminación ambiental producida por la industria. Éstos se inhalan o se ingieren después de depositarse en las cosechas de alimentos, en el agua potable y en la tierra. Las fuentes más comunes de metales pesados, además de la procedencia industrial, incluyen el plomo de los pulverizadores de pesticidas, de los utensilios de cocina, y de las soldaduras de las latas de hojalata; el cadmio y el plomo del humo de los cigarrillos; mercurio de los empastes dentales, del pescado contaminado y de los cosméticos; y el aluminio de los antiácidos y de los utensilios de cocina.

Cada vez se recopila más información que avisa de que la intoxicación crónica por metales pesados es un gran problema en la sociedad moderna. Se deberían llevar a cabo todos los esfuerzos posibles para reducir los niveles de metales pesados, en especial en aquellos individuos que están expuestos a altos niveles. Los trabajadores que están expuestos a mayores niveles de toxicidad son los fabricantes de pilas, los encargados de las gasolineras, los pintores, los instaladores de techos, los soldadores, los dentistas y los joyeros.

Los primeros síntomas de una intoxicación por metales pesados son leves y se atribuyen a otros problemas. Estos síntomas iniciales pueden incluir cefaleas, fatiga, dolores musculares, indigestión, temblores, estreñimiento, anemia, palidez, aturdimiento y mala coordinación. La persona que presente una intoxicación por metales pesados, aunque sea insignificante, experimentará una menor capacidad para pensar y concentrarse. A medida que la toxicidad aumenta, se incrementa la gravedad de los signos y de los síntomas.

2°. Productos químicos tóxicos

Comprende disolventes (materiales de limpieza, formaldehído, tolueno, benceno, etc.), pesticidas, herbicidas, aditivos alimentarios, fármacos, alcohol y otros tóxicos químicos.

La exposición a estos productos químicos puede producir síntomas psicológicos y neurológicos como la depresión, los dolores de cabeza, confusión mental, enfermedad mental, hormigueo en las manos y en los pies, reflejos nerviosos anormales y otros signos de deterioro de la función del sistema nervioso, extremadamente sensible a estas sustancias químicas. Se ha observado una mayor incidencia en las alergias respiratorias en aquellos cuya exposición a estas sustancias es habitual.

El **órgano que se encarga fundamentalmente de este tipo de toxinas es el hígado,** capaz de soportar la tremenda carga que recae sobre él, al menos durante un tiempo considerable. Es lógico que todo tratamiento nutricional que tenga como objetivo la desintoxicación otorgue en dicha acción un lugar preponderante al hígado. Por esta razón, en la fase de desintoxicación celular es interesante utilizar nutrientes que ayuden a los mecanismos de desintoxicación del hígado, como la metionina, la taurina, el glutatión, los antioxidantes, la alcachofera, el rábano negro, etc.

3°. Residuos bacterianos y alimentarios

Los residuos bacterianos y/o alimentarios que llegan al intestino pueden ocasionar diferentes tipos de trastornos en la salud. Cada vez más investigadores coinciden en que en la etiología de numerosas enfermedades el intestino desempeña un rol determinante. Por este motivo, la higiene intestinal debe ocupar un lugar predominante en cualquier tipo de terapéutica nutricional. Analizaré este aspecto al resumir la Teoría del Prof. Seignalet en el siguiente apartado, dedicado al intestino.

4º. Productos de desecho del metabolismo proteico

Ciertos productos de desechos tóxicos, derivados de la descomposición de las proteínas, tales como el amoníaco, la urea y otros, son eliminados fundamentalmente a través de los riñones. Por lo tanto, la alimentación hipotóxica, nula o baja en proteína animal, el consumo de abundante agua y ciertas plantas y oligolementos que estimulen a nivel emuntorial, pueden ser medidas interesantes para completar las acciones de detoxificación.

4a

EL HÍGADO:
ÓRGANO FUNDAMENTAL DE LA DETOXIFICACIÓN

El hígado utiliza **tres sistemas básicos de desintoxicación**:
1°. **Filtrado de sangre.** El hígado es un importante depósito sanguíneo que filtra más de un litro de sangre por minuto, limpiando la circulación de bacterias, endotoxinas (residuos tóxicos bacterianos), complejos antígeno-anticuerpo y otras sustancias tóxicas. En un funcionamiento óptimo, puede eliminar el 99% de las toxinas de la sangre, antes de que ésta vuelva a circular.
2°. **Función secretora de la bilis.** El hígado sintetiza aproximadamente un litro de bilis al día. La secreción de la bilis es necesaria para el transporte de sustancias tóxicas que, una vez en el intestino, serán absorbidas por la fibra y excretadas. Un aporte deficiente en fibra alimentaria puede implicar la reabsorción de toxinas indeseables, incluso más nocivas todavía al ser modificadas por bacterias intestinales.
3°. **Proceso enzimático** de desintoxicación. Este proceso implica dos fases:

Fase I
En esta primera fase de desintoxicación, interviene un **grupo de enzimas** que, colectivamente, se denominan *citocro-*

mo P450. Este sistema está compuesto por unas cincuenta a cien enzimas, cuya actividad puede variar significativamente de un individuo a otro, dependiendo de factores como el nivel de exposición toxémica, la genética particular y su estado nutricional.

Cuando el citocromo P450 metaboliza una toxina procura neutralizarla trasformándola en una forma menos tóxica, intenta hacerla hidrosoluble, para que sea fácilmente excretada por los riñones, o intenta convertirla en una forma química más reactiva, más fácil de metabolizar por las enzimas de la fase II. Un efecto secundario de toda esta actividad es la producción de radicales libres por cada toxina metabolizada por la fase I. De no contar con los antioxidantes adecuados, cada vez que el hígado neutraliza toxinas, los radicales libres generados lo dañan. El antioxidante más eficaz en la neutralización de los radicales libres producidos durante la fase I es el glutatión, un tripéptido azufrado. Además, el glutatión es imprescindible en uno de los principales procesos de desintoxicación de la fase II, como veremos. Por lo tanto, cuando la exposición toxémica es tan elevada que se generan muchos radicales libres durante la fase I, agotando los niveles de glutatión, los procesos de desintoxicación de la fase II se ven seriamente comprometidos.

El citocromo P450 requiere varios nutrientes para poder funcionar correctamente. Las deficiencias de cualquiera de ellos pueden dar lugar a más toxinas, con las consecuencias lógicas que esto conlleva. Algunos nutrientes vitales para esta fase I de desintoxicación son: cobre, magnesio, zinc y vitaminas C y grupo B.

Fase II

En esta fase II, la desintoxicación se produce, principalmente, gracias a la conjugación, proceso mediante el cual diferentes enzimas hepáticas generan un compuesto protector que se une a una toxina, neutralizándola o favoreciendo su eliminación a través de la orina o de la bilis. Existen básicamente siete vías de desintoxicación en la fase II:

1º. La conjugación del glutatión

Ésta es la principal ruta de desintoxicación de la fase II. Muchas de las toxinas químicas, como los disolventes, los pesticidas o los metales pesados son liposolubles, motivo por el cual el organismo tiene dificultades para eliminarlos. Aunque, como hemos comentado, la bilis se encarga de transportar estas toxinas para ser eliminadas, un porcentaje muy elevado de ésta se reabsorbe. Afortunadamente, el organismo es capaz de convertir las toxinas liposolubles en una forma hidrosoluble, gracias al glutatión. Para asegurar la eliminación de metales pesados liposolubles, como el mercurio o el plomo, es imprescindible la presencia de niveles óptimos de glutatión.

El glutatión, a su vez, depende de la existencia de concentraciones adecuadas de metionina y cisteína, ya que cuanto mayor es la acumulación toxémica, más metionina se convierte en cisteína y glutatión. Teniendo en cuenta que el glutatión es vital para la desintoxicación y la protección contra los radicales libres, no es de extrañar que actualmente se le considere uno de los anticancerígenos más importantes que se encuentran en nuestro organismo. Además del papel determinante que juegan la metionina y la cisteína, en numerosas investigaciones en biología nutricional sobre nutrientes inductores de glutatión parece ser que la vitamina C es la que demuestra una mayor capacidad para aumentar y mantener sus niveles.

2°. La sulfoconjugación

La conjugación de toxinas con compuestos azufrados es de vital importancia para la desintoxicación de diversos fármacos, aditivos alimentarios y toxinas que proceden de las bacterias intestinales y del medio ambiente. Una dieta pobre en metionina y cisteína reduce la sulfoconjugación. Además, el aporte de alimentos ricos en azufre (ajo, cebolla, brécol, coles de Bruselas), así como de taurina y glutatión, incrementa su actividad.

3°. La sulfoxidación

En este proceso se metabolizan las moléculas azufradas de fármacos y ciertos alimentos, además de eliminarse aditivos alimentarios, como los sulfitos, utilizados como conservantes en alimentación y farmacia. Cuando la sulfoxidación no es buena, las personas se vuelven sensibles a los fármacos y alimentos que contienen azufre. La enzima sulfito oxidasa necesita molibdeno para funcionar correctamente. La subcarencia de este oligoelemento no es tan poco frecuente como algunos piensan. De hecho, en un estudio realizado en Austria con más de mil setecientos pacientes, se descubrió que más del 40% presentaba deficiencia de este oligoelemento.

4°. La conjugación de aminoácidos

Ciertos aminoácidos (glicina, taurina, glutamina, arginina y ornitina) se combinan con las toxinas para neutralizarlas. Las personas que padecen enfermedades hepáticas, carcinomas, hipotiroidismo... y que cada día se exponen a productos químicos, pueden presentar una deficiencia en esta conjugación. La medida más razonable para asegurar el buen funcionamiento de la conjugación de aminoácidos es consumir cantidades adecuadas de proteína de calidad y optimizar las funciones hepáticas.

5°. Metilación

Es la conjugación de grupos metilo con toxinas. La mayor parte de los grupos metilo utilizados para la detoxificación proceden de la S-adenosilmetionina (S.A.M.), que se sintetiza a partir de la metionina. En esta síntesis, se utilizan como cofactores la colina, la vitamina B12 y el ácido fólico. Regulan el exceso de estrógenos, al impulsar su excreción, por lo que evita el estancamiento biliar inducido por estrógenos. La metionina es, además, fundamental como fuente de compuestos azufrados, como la cisteína y la taurina.

6°. Acetilación

Es el método por el cual el organismo elimina las sulfamidas (antibiótico) mediante la conjugación de esta toxina con acetil CoA. Este sistema es muy sensible, dependiendo de su variabilidad genética. Aun sin conocer detalladamente cómo optimizar su actividad, se sabe que necesita tiamina (B1), ácido pantoténico (B5) y vitamina C. Lógicamente, toda mejora de las funciones hepáticas será un apoyo en este proceso.

7°. Glucuronidación

La conjugación de ácido glucurónico con toxinas necesita la enzima UDP-glucuronil transferasa (U.D.P.G.T.). Desintoxica de un buen número de fármacos prescritos comúnmente, de la aspirina, del mentol, de la vainilla sintética, de los benzoatos (aditivo alimentario) y de algunas hormonas. Excepcionalmente, puede verse disminuida cuando existen, de manera crónica, elevados niveles de bilirrubina sérica (Síndrome de Gilbert), siempre asociados a una mala función hepática y con la característica pigmentación amarillenta en la piel. La glucuronidación se puede mejorar consumiendo alimentos ricos en azufre, cítricos (limoneno) y complementándolo con metionina.

SISTEMAS PRINCIPALES DE DESINTOXICACIÓN HEPÁTICA

ÓRGANO	MÉTODO	TÍPICA TOXINA NEUTRALIZADA	AYUDA NUTRICIONAL
Hígado	Filtrado de la sangre	Bacteria y productos bacterianos, inmunocomplejos.	Pre y Probióticos, desmodium
	Secreción de bilis	Colesterol, productos de la degradación de la hemoglobina, calcio extra.	Pre y Probióticos, alcachofa
	Fase I de desintoxicación	Muchos fármacos de prescripción (p.ej.: anfetaminas, digitalis, pentobarbital), muchos medicamentos que no requieren receta (paracetamol, ibuprofeno), cafeína, histamina, hormonas (producidas internamente o aportadas externamente), benzopireno (carcinógeno que se produce al asar la carne a la brasa con carbón), anilina (los colorantes amarillos), tetracloruro de carbono, insecticidas (como Aldrin o Heptaclor), ácido araquidónico.	Oligocatalizadores (Cit.P450), magnesio, Vit. C, niacina, B2, glutatión, metionina, cisteína, selenio, zinc, antocianósidos, polifenoles, rábano negro, ajo, B6
	Fase II de desintoxicación Conjugación del glutatión	Paracetamol, nicotina del humo del tabaco, organofosforados (insecticidas), epóxidos (carcinógenos), metales pesados.	Glutatión, metionina, cisteína, Vit. C, B6, selenio
	Fase II de desintoxicación Sulfoconjugación	Estrógenos, colorantes de anilina, cumarina (anticoagulante), paracetamol, metildopa (usado en el tratamiento de la enfermedad de Parkinson), toxinas bacterianas.	Glutatión, taurina, metionina, cisteína, B6, rábano negro
	Fase II de desintoxicación Sulfoxidación	Sulfitos, compuestos del ajo.	Molibdeno, metionina, cisteína, B6
	Fase II de desintoxicación	Benzoatos (un conservante alimenticio habitual), aspirina.	Aporte de aminoácidos de calidad en la dieta + taurina
	Conjugación de aminoácidos		
	Fase II de desintoxicación Metilación	Dopamina (neurotransmisor), epinefrina (hormona de las glándulas suprarrenales), histamina, tiouracilo (fármaco usado en el tratamiento del cáncer), estrógenos.	Metionina, colina, B6, B9, B12
	Fase II de desintoxicación Acetilalción	Sulfamidas (antibióticos).	Vit. C, B5, desmodium
	Fase II de desintoxicación Glucuronidación	Paracetamol, morfina, diazepam (sedante, relajante muscular), digitalis, benzoatos, aspirina.	Taurina, metionina, cisteína, ajo, rábano negro, cítricos

RESUMEN DE NUTRIENTES VITALES PARA LA DETOXIFICACIÓN HEPÁTICA

La **metionina** es un aminoácido sulfurado esencial, componente del mayor compuesto lipotrópico de los seres humanos, la S-adenosilmetionina (S.A.M.), y fuente de otros compuestos sulfurados, como la cisteína, el glutatión y la taurina.

La **cisteína**, además de formar parte del glutatión, junto con la metionina, desempeña un importante papel en las dos fases de desintoxicación hepática, especialmente en la sulfoconjugación, en la conjugación del glutatión, en la sulfoxidación y en la glucuronidación.

La **taurina** es otro aminoazufrado que permite la síntesis de varias moléculas de desintoxicación, tales como la taurocolamina, formada en los glóbulos blancos, o los taurocolatos, presentes en las sales biliares. Estimula la secreción de desechos metabólicos derivados de una actividad física intensa, o de aldehídos formados por la degradación hepática del alcohol. Participa en la eliminación renal del ácido úrico y del ácido láctico en exceso.

El **glutatión** es un aminoácido tripéptido azufrado indispensable en la desintoxicación hepática, tanto en la fase I, gracias a su capacidad antioxidante, como en la fase II, dada su capacidad de convertir toxinas liposolubles en formas hidrosolubles para ser secretadas (véase *Fase I y Fase II de desintoxicación hepática*) y desintoxicar de alcohol, de metales pesados y de carcinógenos.

El **ajo y el rábano negro**. La tradición y la biología contemporánea ratifican la eficacia de estos vegetales en la detoxificación hepática, entre otras propiedades. El ajo contiene *aliína* (glucósido sulfurado) que, por acción de la *aliinasa*, se convierte en *aliicina* y después en *disulfuro de alilo*, importantes principios activos, con múltiples propiedades. El rábano negro contiene *glucorafenina* que, mediante la hidrólisis enzimática se transforma en *rafanol*, sustancia con propiedades colágogas, coléricas y detoxificantes.

El **selenio**, además de su actividad antioxidante (G.S.P.X.), participa en interacciones con numerosos metales pesados formando, con frecuencia, unas sales de selenio biológicamente inactivas. El **zinc**, también catalizador de otra importante enzima (S.O.D.), posee propiedades antioxidantes y desempeña un papel importante en la neutralización y eliminación del mercurio y de otros metales pesados.

Las **vitaminas B6 y B9** evitan la acumulación de hemocisteína, metabolito intermedio de la síntesis de metionina en cisteína. Según el *New England Journal of Medicine* (24/07/97), numerosos estudios epidemiológicos muestran que una tasa elevada de hemocisteína constituye un factor de riesgo para la integridad de la pared intestinal y presenta un riesgo coronario 4,5 veces superior a cuando sus niveles son normales. La acumulación de hemocisteína se debe a un déficit en vitamina B6, cofactor enzimático imprescindible en la trasformación en cisteína. Si existe una carencia de B6, el exceso de hemocisteína puede transformarse de nuevo en metionina gracias a las vitaminas B9 y B12 (no se observan carencias de B12). Ésta es la razón por la cual resulta interesante un aporte adicional de B6 y B9, especialmente cuando se incrementan los niveles de metionina.

LO IDEAL ES ENCONTRAR UN COMPLEMENTO NUTRICIONAL QUE CONTENGA ESTOS INGREDIENTES

4b

LA HIGIENE INTESTINAL:
CLAVE DE LA SALUD

El intestino necesita de 18 a 24 horas para eliminar los restos de los alimentos ingeridos. Cuando el tránsito no es regular, los desechos se depositan en las paredes intestinales, tapizando especialmente algunos lugares, pudiendo alcanzar de 5 a 7 cm de espesor, pudiendo impedir la absorción de vitaminas y minerales.

La alimentación irritante (grasas, chocolate, harinas blancas, azúcar, etc.) contiene sustancias alérgenas. El intestino reduce la absorción de éstas secretando mucus, pero a partir de entonces las reacciones alérgicas manifiestas son reemplazadas por alergias ocultas, a la larga más nocivas. El estancamiento de materias y la irritación terminan por inflamar el intestino, en determinadas secciones, hasta el doble de su tamaño.

La intoxicación crónica, ligada al desarrollo de bacterias patógenas, es probablemente la consecuencia más grave de una mala higiene intestinal. El hígado y los ganglios linfáticos no serán capaces de tan descomunal tarea de desintoxicación. La proliferación de macromoléculas alimentarias y bacterianas que pasan a la sangre, junto con una hiperpermeabilidad intestinal por agresión de la mucosa, va a dar lugar a innumerables problemas de salud.

Los lactobacilos forman parte fundamental de lo que se llama flora intestinal «ácida», que constituye una barrera natural contra las bacterias patógenas asociadas a la putrefacción, que se desarrolla más bien en un medio «alcalino». Con la reducción o desaparición de los *lactobacilus*, desaparece la barrera de protección, aumentando la flora putrefactiva, que colonizará poco a poco el intestino delgado, provocando malas fermentaciones, hinchazones y la formación de aminas tóxicas o tomaínas.

Como indiqué anteriormente, el Prof. Seignalet ha desarrollado una teoría que puede considerarse plausible sobre la patogenia de numerosas afecciones. Esta teoría está respaldada por cientos de investigaciones a nivel mundial. Todos los argumentos están recogidos en su libro *L'alimentation ou la troisième médecine*, 1998. Puede resumirse de la siguiente manera:

Casi todas las enfermedades son multifactoriales. Su génesis necesita la conjunción de factores genéticos y del entorno. No se pueden modificar los primeros, pero sí los segundos, y eso basta en muchos casos para prevenir o curar.

Los dos elementos importantes son el intestino delgado y la alimentación moderna. Los factores externos, para que «actúen» de manera peligrosa, deben penetrar en el organismo. Pero no pueden atravesar ni la piel, ni las mucosas gruesas e impermeables. Existen dos mucosas muy débiles, por ser grandes y muy finas: los alvéolos pulmonares y el intestino delgado. El intestino delgado es la vía de acceso más importante, porque contiene factores medioambientales, sobre todo alimentos pendientes de la digestión y bacterias. La única barrera que separa estas sustancias peligrosas de nuestra circulación sanguínea es una mucosa de 600 metros cuadrados de superficie y de 1/40 milímetros de ancho.

- Cuando la alimentación es «fisiológica»:
  - Las enzimas digestivas y las mucinas (mucosas) intestinales están adaptadas a las moléculas ingeridas. Estas últimas no atacan la pared del intestino delgado y se separan en fragmentos peptídicos muy pequeños. La mucosa se encuentra en buen estado y únicamente deja pasar estas pequeñas moléculas.
  - La flora bacteriana se encuentra igualmente normal. Está presente en abundancia y variedad, con más de 500 especies diferentes. Bien tolerada por el organismo humano, vive en simbiosis con él.

- Cuando la alimentación es deficiente (lo que hoy en día suele ocurrir con frecuencia) las enzimas y las mucinas no están adaptadas a las moléculas que se encuentran en el organismo. Esto produce:

  1. Digestión insuficiente de algunos elementos, lo que libera numerosas moléculas alimentarias en la luz digestiva.
  2. Evolución hacia una flora de putrefacción con aparición de bacterias más o menos peligrosas, cuya destrucción por las defensas inmunitarias libera numerosos detritus bacterianos en la luz digestiva.
  3. Agresión contra la mucosa del intestino delgado, que puede verse afectada y pasar a ser demasiado permeable.

El estrés tiene un papel agravante, favoreciendo la secreción de interferón gamma. Este mediador se une a unos receptores membranarios en el polo basal de los enterocitos y separa a estos últimos entre ellos, lo que produce una agravación de la hiperpermeabilidad intestinal.

A través de la mucosa, ahora porosa, pasan macromoléculas alimentarias y bacterianas que serán responsables, en nuestra opinión (SEIGNALET, 1998), de tres grandes categorías de patologías:

1. Los péptidos antigénicos y las proteínas superantígenas, capaces de activar los linfocitos T, inducen enfermedades autoinmunes.
2. Las moléculas no antigénicas, que no son reconocidas por los linfocitos T, van acumulándose progresivamente en el medio extracelular o en el interior de las células. Producen enfermedades de «ensuciamiento».
3. Los polinucleares neutrófilos y los macrófagos se ocupan de la eliminación de las moléculas exógenas, que no pueden romper las enzimas. Está asegurada porque transportan los desechos a través de los emuntorios. Cuando los glóbulos blancos son muchos, provocan una inflamación del emuntorio. Es la patología de eliminación.

Coincido con el profesor Seignalet en el hecho fundamental de que la mejor manera de reducir al máximo la absorción indeseable de macromoléculas alimentarias y residuos bacterianos nocivos, que pueden provocar innumerables trastornos de salud, es la corrección alimentaria. Este cambio en los hábitos de alimentación, en ocasiones radical, puede provocar un giro de 180° en enfermedades donde generalmente se desconoce su etiología u origen.

La dietoterapia presentada en el capítulo anterior cumple con esta premisa. No obstante, en ocasiones puede ser necesario un aporte de nutrientes o elementos vegetales que ayuden a agilizar la higiene intestinal, favoreciendo la detoxificación de materias putrefactas y la regeneración de la mucosa. En las siguientes tablas expongo dos magníficas ayudas que comúnmente se agrupan bajo las denominaciones de PREBIÓTICOS y PROBIÓTICOS.

PREBIÓTICOS

Están principalmente constituidos por **fibras solubles,** productos **lactofermentados** y **fructo-oligosacáridos** vegetales. Aunque no proporcionan bacterias benéficas vivas, contienen metabolitos esenciales para éstas, estimulando de manera selectiva el crecimiento y desarrollo de la actividad de la flora intestinal, respetando el ecosistema propio de cada individuo.

Fibras
- Regulan el tránsito intestinal.
- Atrapan y eliminan azúcares con índice glucémico elevado.
- Atrapan y eliminan numerosas sustancias tóxicas transportadas por la función secretora de la bilis.

Fermentos (lácteos o de cereales seleccionados)
- Optimizan las actividades enzimáticas necesarias para el ecosistema intestinal.
- Refuerzan y agilizan la hidrólisis de las enzimas bacterianas.
- Favorecen la digestibilidad de la celulosa.

Inulina (Fructo-oligosacárido)
- Permite la producción de ácidos grasos volátiles, responsables de la acidificación del colon, reforzando el efecto «barrera» contra las bacterias putrefactivas.
- Proporciona una fuente de energía para las células epiteliales, estimulando su renovación.

PROBIÓTICOS

Se trata de las ahora tan conocidas bifidobacterias. Las que han resultado más interesantes después de numerosas investigaciones son las siguientes: *lactobacillus acidophilus, lactobacillus casei* y *lactobacillus rhamnosus gg.* (Según las últimas investigaciones del Instituto Rosell de Canadá, esta última es particularmente interesante por su gastrorresistencia y eficaz implantación en el medio intestinal.)

• Mejoran los procesos digestivos, estimulando la actividad de la lactasa, la invertasa y la maltasa, así como la asimilación de aminoácidos.

• Influyen favorablemente en la anatomía y fisiología digestiva, aumentando las dimensiones y la renovación celular de las microvellosidades.

• Contribuyen a la síntesis de ciertas vitaminas (K, B12, B9, B5 y B2).

• Inhiben gérmenes patógenos mediante la producción de ácidos orgánicos (a partir de glúcidos como la inulina) y, al disminuir el pH, limitan así su desarrollo. Además, mediante su rápida implantación impiden la colonización patógena.

• Efectos anticancerosos e inmunoestimulantes, al destruir nitrosaminas cancerígenas y estimular la actividad de los macrófagos, junto con la producción de anticuerpos, especialmente IgA.

4c

LOS RADICALES LIBRES:
SOLAPADOS TRAS LA ENFERMEDAD

Los radicales libres son **átomos o moléculas que contienen oxígeno y presentan un electrón libre en su órbita externa.** Las moléculas estables tienen electrones en parejas (es como un sistema de «amigos»). Sin embargo, si un electrón no se empareja con otro, se vuelve **muy reactivo e inestable.** Buscará otro electrón para emparejarse con él. En el proceso de captación de una pareja, se produce una reacción entre moléculas, y la otra molécula puede convertirse en otro radical libre y perpetuar el proceso. Aunque los radicales libres tienen una vida muy corta (del orden de una milésima de segundo) son tremendamente reactivos (un radical libre puede dañar un millón de moléculas mediante este proceso de autoperpetuación).

En el curso normal de su metabolismo, **nuestro organismo produce R.L.** (radicales libres), y aunque puede canalizarlos hacia la producción de energía, e incluso en algunas células ser utilizados como armas para destruir virus y bacterias, lamentablemente, cuando son generados en cantidades excesivas, su extremadamente elevada energía puede dañar los tejidos normales. Como analizaremos posteriormente, los R.L. interrumpen la producción normal de ADN (el material genético), alteran los lípidos de la membrana celular y afectan al metabolismo de las prostaglandinas y de las proteínas.

Por otro lado, también estamos expuestos a los radicales libres que se encuentran en el ambiente o que se generan al exponernos a ciertos compuestos químicos. Entre las fuentes de R.L. más comunes se encuentran la luz solar, la radiación ultravioleta, el humo del tabaco, los aceites procesados, polucionantes atmosféricos (gases de escape, cuerpos sulfurados, halógenos, etc.) y de las aguas (nitratos, fosfatos, detergentes, etc.), las margarinas de aceite hidrogenado, los alimentos asados o a la brasa, los alimentos carbonizados, los metales pesados (plomo, cadmio, aluminio, mercurio, etc.) presentes en ciertos alimentos procesados, los aditivos alimentarios, los pesticidas y abonos químicos y algunos medicamentos. Además, el estrés es un factor a tener en cuenta, ya que perturba la síntesis hormonal endocrina y favorece la fuga de magnesio, zinc y otros minerales, indispensables como catalizadores y cofactores de actividades enzimáticas vitales en la lucha contra los R.L.

Blancos de los radicales libres

• **Los ácidos nucleicos.** Los R.L. producen una desnaturalización del ADN y del ARN, provocando graves consecuencias en la transmisión del mensaje genético y la síntesis de proteínas. El ADN es una sustancia que replica los componentes del organismo. Es la «fábrica» de proteínas que puede reproducirse a sí misma o puede crear lo que el organismo necesite. El ADN alterado por la agresión de los R.L. no puede satisfacer de manera conveniente las necesidades del organismo. Al contrario, se forman residuos inútiles que obstruyen sus mecanismos habituales.

• **El tejido conjuntivo.** El colágeno, la elastina y el ácido hialurónico son desnaturalizados por los R.L., con la consecuente alteración del papel de sostén del tejido conjuntivo y la aparición y desarrollo de los trastornos del envejecimiento (esclerosis, fibrosis, etc.).

- **Las proteínas y enzimas.** El exceso de R.L. altera las proteínas y las reacciones enzimáticas, destruyendo los «sitios activos», provocando trastornos funcionales en cascada y alteraciones en el metabolismo celular.
- **Los lípidos.** La peroxidación lipídica se produce cuando los R.L. dañan los compuestos grasos, volviéndolos rancios (oxidados) y haciendo que liberen más R.L., originando así una reacción en cadena.
- **Las estructuras membranarias.** Los ácidos grasos poliinsaturados de los fosfolípidos son muy vulnerables a los R.L. en diferentes niveles: membranas citoplasmáticas, nucleares, mitocondriales o lisosómicas. Bajo la agresión de los R.L., los A.G.P.I. sufren una desorganización que produce un fallo en la permeabilidad membranaria y la síntesis de las prostaglandinas, sustancias protectoras de los tejidos y las células. La capacidad de la célula, de esta manera, disminuye y es más difícil absorber los principios inmediatos vitales y eliminar los productos de desecho. La degradación de la membrana celular («frontera») y las prostaglandinas («aduaneros») ocasionan la muerte celular.

Los trastornos clínicos

El daño causado por los R.L. puede continuar envejeciendo y deteriorando el organismo prematuramente al bloquear componentes necesarios como el ADN, al provocar reacciones inmunológicas o al causar la destrucción celular. En principio, estas reacciones nocivas, provocadas por el exceso de R.L., pueden propiciar la aparición de **desórdenes funciona-**

les (favorecidos por las subcarencias en oligoelementos y vitaminas) que se traducen en una pérdida de «prestaciones» globales del organismo: falta de dinamismo, cansancio físico y psíquico, malestar general, etc. Seguidamente, aparecen ciertas **disfunciones orgánicas**, sin lesiones aparentes desde la óptica de las exploraciones clínicas clásicas. Con el tiempo, estos desórdenes y alteraciones metabólicas y orgánicas estarán directamente relacionados con **trastornos más importantes, crónicos, o incluso, degenerativos**. A lo largo de los últimos quince años, diferentes investigadores, bioquímicos, biólogos y médicos han demostrado que existe una relación entre el aumento de los R.L. y algunas situaciones patológicas.

Sistemas de protección frente a los R.L.

1º. Sistema de protección endógeno

Con el fin de evitar la proliferación de los R.L., todas las células vivas (animales y vegetales) poseen un potente dispositivo enzimático llamado endógeno. Estas enzimas, que permiten la eliminación de los R.L. así como sus otras formas reactivas (peróxidos) antes de su acción destructora sobre los elementos celulares, son, por una parte, las Súper Óxido Dismutasas (SOD) y sus elementos catalizadores: la SOD citoplasmática (Cu, Zn) y la SOD mitocondrial (Mn); y por otra parte, la catalasa (Fe) y la Glutatión Peroxidasa (GPX − Se). Evidentemente, si queremos mantener en buen funcionamiento estas vitales enzimas antioxidantes, es recomendable que nos aseguremos del aporte de los catalizadores que las activan: Zn, Cu, Mn y Se, especialmente. El zinc, además, entre sus muchas actividades enzimáticas, actúa como protector de las proteínas y del glutatión.

2°. Sistema de protección exógeno. Los antioxidantes o cazadores de R.L.

Estos antioxidantes pueden definirse como cazadores que intervienen para iniciar los ciclos de peroxidación, tales como las vitaminas E, A, C, los flavonoides y los polifenoles de las vitaminas P. En biología radicalar, los déficits en estos nutrientes se contemplan como fundamentales, aunque suelen ser despreciados en clínica. Éstos son los antioxidantes más importantes, también llamados «antioxidantes mayores»:

- La **vitamina E** es el principal antioxidante de la membrana celular. Se posiciona en dicha membrana protegiéndola de la peroxidación. Además, estabiliza los radicales libres superóxido e hidroxilo, e inactiva el oxígeno singlete o libre (R.L. generado por las radiaciones solares en la piel). Junto con el selenio, protege contra las mutaciones celulares.
- La **vitamina C** es el principal antioxidante de la sangre, protegiendo totalmente los lípidos de la sangre del ataque del R.L. peróxido (es el único que puede realizar esta función). Además, estabiliza el R.L. superóxido y el R.L. hidroxilo e inactiva el oxígeno singlete. Por otro lado, el ácido ascórbico se sitúa cerca de la membrana celular, en el lado citoplasmático y permite economizar la vitamina E. Protege especialmente del monóxido de carbono, de las nitrosaminas, del cadmio y de los aldehídos.
- El **betacaroteno** es la provitamina A. Tras ser transformado en vitamina A por el organismo, completa la acción antioxidante de la vitamina E. Protege la epidermis de las agresiones solares, neutralizando el oxígeno singlete (que ha sido transformado en R.L. bajo los efectos de los rayos U.V. del sol). Su acción protectora es

particularmente interesante para los pulmones, los tejidos respiratorios y la epidermis.

- Las **moléculas vegetales antioxidantes** ayudan a eliminar radicales libres y protegen la pared venosa. Los **bioflavonoides** concentran sustancias que tienen una acción vitamínica P. Son pigmentos fitoquímicos que actúan como antioxidantes, protegiendo las plantas y los animales que las consumen, incluido el hombre, contra el daño producido por los R.L. Mejoran la actividad de la vitamina C y fortalecen los vasos sanguíneos. Los **antocianósidos** del mirtilo, el **resveratrol** y la **viniferia** de la *Vitis vinifera* (uva) y la **luteína** del extracto de caléndula, pertenecen a esta familia de moléculas vegetales antioxidantes.

— Los **antocianósidos.** Un estudio reciente ha demostrado que un concentrado de antocianósidos de mirtilo, rico en cianidina y delfinidina, tenía una actividad antioxidante muy superior a la de la quercitina, antioxidante de referencia (MORAZZONI, MALANDRINO, 1995).

— El **resveratrol.** Científicos de la Universidad de Illinois (EE.UU.) han confirmado la acción antioxidante, protectora cardiovascular y antitumoral del resveratrol, presente en cantidades importantes en el escobajo de la uva (Revista *Science*, enero 1997).

— La **luteína** es un pigmento macular y un potente antioxidante que asegura una mejor protección ocular. Recientes investigaciones han demostrado que la luteína podría reducir el riesgo de cataratas y degeneración macular (*American Journal of Clinical Nutrition*, octubre 1999).

Aunque hasta la fecha no se ha descubierto una «molécula milagro» que sea capaz de frenar completamente la proliferación del R.L., lo que implicaría, en gran medida, detener el envejecimiento, en la actualidad es posible controlar y reducir al mínimo las agresiones oxidativas gracias al aporte combinado de los «antioxidantes mayores» y otros elementos nutricionales que estimulan una reacción enzimática global y optimizan las capacidades metabólicas.

Nota:
Para una mayor comprensión sobre los diferentes antioxidantes que nos aporta la naturaleza y su efecto protector, recomiendo la lectura de mi segundo libro *Antienvejecimiento con nutrición ortomolecular*, publicado también en esta editorial.

4d

ACIDOSIS METABÓLICA
Y EQUILIBRIO HOMEOSTÁSICO

Un pH equilibrado

El organismo humano siempre busca las condiciones óptimas para su existencia y funcionamiento homeostásico. Debe mantener varias constantes biológicas (pH sanguíneo, glicemia, temperatura...) en valores precisos. De no ser así, pueden generarse numerosos problemas para la salud, en ocasiones graves.

El pH (potencial Hidrogenado) es la unidad que permite medir el grado de acidez o alcalinidad de un líquido. En el caso del hombre, **el valor óptimo del pH sanguíneo es de** 7,42, ligeramente básico. Sus variaciones son compatibles con la salud entre 7,36 y 7,42. Hay acidosis por debajo de 7,36 y alcalosis por encima de 7,42. Las derivaciones, hacia cualquiera de las direcciones, comportan la aparición de problemas más o menos graves y la predisposición a diversos trastornos de salud. Además, el pH juega una función muy importante para la forma molecular de las proteínas, así como de numerosas actividades enzimáticas.

Los sistemas tapón «equilibradores»

El mantenimiento del pH sanguíneo, en una franja determinada de valores, se basa en el principio, hoy en día bien conocido, de la homeostasis. Para conseguirlo, el organismo pone en funcionamiento **sistemas tapón muy potentes**, y por otra parte muy eficaces, ya que deben hacer frente a numerosos elementos perturbadores, el primero de los cuales es la alimentación.

Los fenómenos digestivos —fermentación y putrefacción— y sus complementos metabólicos implican la formación de numerosos subproductos, algunos ácidos; estos últimos, reabsorbidos y reintroducidos en la circulación sanguínea, hacen bajar el pH a un valor que debe ser inmediatamente compensado.

Los sistemas tapón que funcionan en el organismo pueden clasificarse en dos grandes familias:

Los tapones plasmáticos:
- El tapón fosfato bimetálico/fosfato monometálico (o más específicamente, el poder tapón del hueso relacionado a la hidroxiapatita)
- El tapón ácido carbónico/bicarbonato llamado «reserva alcalina»
- El tapón de ácidos orgánicos débiles
- El tapón proteínas/proteinatos

Los tapones globulares:
- El tapón hemoglobina/hemoglobinato
- El tapón oxihemoglobina/hemoglobinato

El principio de acción de los sistemas tapón se basa siempre en una misma característica: la posibilidad de cambiar un equilibrio químico de enlaces débiles en función del exceso o no de iones de hidrógeno.

En este caso, el desplazamiento de dicho equilibrio permite «atrapar» el exceso de iones H+ y permite, por tanto, mantener el pH.

Eliminación de los ácidos «volátiles» y «no volátiles»
El organismo debe eliminar todos los ácidos resultantes de su metabolismo y de la acción de los tapones. Los pulmones y los riñones son los encargados de esta evacuación:

- Los **pulmones** —que aseguran más del 90% de la desedificación del organismo— expulsan todos los **ácidos «volátiles»** provenientes sobre todo de la **degradación de las proteínas vegetales**, esencialmente ácidos orgánicos débiles tales como el ácido cítrico, oxálico y pirúvico, que serán transformados en ácido carbónico y después en gas carbónico, que se expulsará hacia el exterior mediante la respiración.
- Los **riñones** van a expulsar los otros **ácidos «no volátiles»** provenientes sobre todo de la degradación de **proteínas animales**; casi todos son ácidos minerales fuertes, como el ácido fosfórico, sulfúrico o úrico.

Además, la diferencia entre estas dos vías de eliminación es que la primera, la pulmonar, es rápida y adaptable (por el aumento de la amplitud respiratoria), mientras que la segunda, la renal, es lenta y poco adaptable.

Consecuencias de la acidosis metabólica

1º. Disfunciones celulares y enzimáticas
Cuando el organismo produce un exceso de ácidos, este sobrante se desvía hacia el tejido mesenquimatoso, en espera de

su expurgación. En general, esta fase de «almacenamiento» se produce durante el día. A lo largo de la noche, el mesenquima restituye las moléculas ácidas para que sean eliminadas. Se observa que la sustancia coloidal, componente importante de la mesenquima, no tiene las mismas características físico-químicas según su pH; en efecto, en medio ácido tiende a convertirse en gel, mientras que en estado normal está en la forma sol. Esta situación corresponde a un estado inestable de equilibrio físico-químico. La forma sol (básica) responde a su naturaleza ideal y permite su funcionamiento óptimo. Por lo tanto, una sobrecarga de ácidos en el tejido mesenquimatoso produce trastornos en su funcionamiento y, como consecuencia, trastornos en los órganos bañados por estas sustancias. La sobrecarga ácida provoca:

- Anorexia celular
- Sufrimiento celular
- Autointoxicación celular
- Malos intercambios tróficos
- Envejecimiento de los tejidos

Además, cuando se instala la acidosis metabólica, se produce una ligera alcalosis sanguínea como resultado de un mayor número de sales básicas reclamadas por los sistemas tapón. En este contexto, los cationes con función básica, es decir, casi todos los oligoelementos, son igualmente captados por el exceso de ácido y, por lo tanto, eliminados a través de los riñones. Esto no supone únicamente una desmineralización ósea, sino también un agotamiento metabólico del organismo. Las células no pueden asegurar plenamente todas las transformaciones enzimáticas que necesitan.

2°. Fragilidad osteoarticular

El primer sistema (el poder tapón del hueso) es hoy en día el más conocido, porque puede llegar a originar los trastornos de desmineralización por acidificación. En efecto, en el momento en que el pH sanguíneo tiende a bajar (acidosis), el fosfato de calcio del tejido óseo se solubiliza para neutralizar los ácidos. Pasa así dentro de la circulación sanguínea, donde puede captar los iones H+ que sobran. Durante la acidosis crónica, se puede asistir a un verdadero agotamiento de esta reserva ósea y a una fuerte desmineralización, con aparición o predisposición de trastornos como: caries dental, fracturas espontáneas, dolores articulares, hernia discal, etc.

3°. Trastornos inflamatorios y de los órganos de eliminación, astenia, irritabilidad, debilitamiento orgánico, baja resistencia al estrés, etc.

El «ensuciamiento» de la sustancia coloidal provocará una serie de perturbaciones: trastornos artríticos, reumatismos, calambres repetidos, inflamaciones y bajada de las defensas.

A nivel del tejido cerebral o del tejido nervioso, la acidosis perturba su funcionamiento y produce irritabilidad, cansancio crónico, estado depresivo, de estrés permanente (la acidosis estimula particularmente el sistema adrenérgico)...

Ciertas observaciones clínicas han demostrado que un entorno alcalino entorpece el desarrollo de las células cancerosas, mientras que un entorno ácido lo favorece.

Después de todo lo dicho, no debe sorprendernos que la Asociación Médica Kousmine conceda una importancia primordial a este factor de CONTROL y EQUILIBRIO del pH, como pilar fundamental que debe valorarse ante cualquier trastorno de salud.

Cómo calcular el pH individual

Una manera simple de controlar nuestro estado de acidez/alcalinidad y de vigilar su evolución es **testar cada día el pH de la orina** (tres veces al día, sobre todo antes de comer y cenar), **con una banda de papel pH** (se vende en farmacias). En situación normal, las orinas son más neutras-básicas, con un pH situado entre 7 y 7,5. Mediciones inferiores pueden estar indicando un estado de acidosis metabólica.

Factores implicados en la corrección de la acidosis metabólica

- El cauce esencial de la acidosis está provocado por la alimentación. Los alimentos responsables son, sobre todo: carnes, azúcares blancos, conservas, harina blanca, aceite refinado, alcohol, café... Dentro de los alimentos alcalinizantes, se encuentran: frutos, vegetales, legumbres, patatas, castañas, soja... Una corrección alimentaria como la expuesta en el capítulo 3 de esta parte también es la ideal para conseguir el equilibrio del pH. Hay que disminuir los alimentos ácidos, aumentar la comida básica y cenar ligero.

- Una buena oxigenación (actividad física o deportiva regular) también es una buena solución, porque favorece la eliminación pulmonar de los ácidos volátiles y, de manera más general, estimula todos los emuntorios.

- Las dos correcciones anteriores, en algunos casos, pueden resultar insuficientes. Los factores de estrés son numerosos. El sedentarismo por responsabilidad familiar o laboral y la polución urbana impiden una buena oxigenación. El tabaco también es factor de acidosis y mala oxigenación. Por lo tanto, en ocasiones puede ser necesario incluir (además de la corrección dietética y el ejercicio físico) unas curas regulares de complementos nutricionales específicos ricos en sales minerales básicas (carbonatos o citratos de calcio, magnesio, potasio...), junto con sus cofactores, sobre todo vitaminas B3, B5 y B6.

EQUILIBRIO ÁCIDO-BASE

CORRECCIÓN +	EJERCICIO +	SALES BÁSICAS
ALIMENTARIA	FÍSICO	Citratos y carbonatos
		de Ca, Mg y K + B3, B5, B6

4e

EL AGUA: ESTIMULANDO LOS EMUNTORIOS

El 70% de nuestro cuerpo es agua; el agua es el componente principal del planeta en el que vivimos y probablemente se demuestre algún día que es el vehículo de información más eficaz que existe, mucho más que los chips informáticos más avanzados que el hombre ha inventado.

El agua no sólo se encarga de lubricar mucosas, regular la temperatura corporal o actuar como solvente vital, sino que es la catalizadora ideal de nuestras moléculas en sus miles de reacciones enzimáticas.

Necesitaríamos muchas páginas para, simplemente, enumerar las razones que nos hacen considerar el agua casi como sinónimo de vida.

Nuestros **emuntorios** (órganos encargados de la detoxificación) necesitan agua y no otras bebidas estimulantes, cargadas de aditivos perjudiciales (véase el capítulo 10 de la Primera Parte). Se puede hacer alguna excepción con el vino tinto de calidad, que puede tomarse esporádicamente, si no se padecen problemas hepáticos.

El agua que bebemos debe ser **mineral**, ya que es habitual que el agua del grifo contenga aluminio y otros metales pesados, cloro y flúor, además de nitratos, herbicidas y fosfatos.

Potenciar la acción desintoxicadora del agua

Teniendo en cuenta que el agua es un medio ideal para favorecer los procesos naturales de detoxificación, a nivel intestinal, hepático y renal, se ha utilizado tradicionalmente como vehículo de diferentes sustancias, también naturales, que le confieren propiedades depurativas adicionales. Por ejemplo, a lo largo de los siglos, diferentes pueblos y culturas han utilizado **técnicas de depuración** para conservar o mejorar su estado de salud (infusiones de plantas, cataplasmas de arcilla, lavativas...). La naturaleza ofrece numerosas plantas con virtudes depurativas conocidas: alcachofa, grosella, borraja, diente de león, ulmaria, romero, rábano negro, desmodium, etc. Algunas tienen una acción depurativa general, otras facilitan específicamente la eliminación renal o hepática.

Todos, en mayor o menor medida, necesitamos hacernos **curas de detoxificación anualmente**, de manera sencilla y sin tener que soportar efectos secundarios y crisis desagradables. Desde hace años recomiendo la mezcla de litro y medio de agua mineral con extractos de algunas plantas depurativas, enriquecidas con oligoelementos. ¿Por qué oligoelementos? Los estudios en bioquímica y biología han demostrado categóricamente la función vital que desempeñan los oligoelementos y minerales, en dosis fisiológicas, en el funcionamiento metabólico enzimático, y especialmente en la eliminación hepática de sustancias tóxicas, estimulando la citocromo P450 (véase el capítulo 5a).

¿Por qué necesitamos curas regulares de detoxificación?

En el capítulo 4 de la Primera Parte ya expliqué que todos estamos expuestos a la agresión de cuatro grupos básicos de toxinas: productos químicos tóxicos, metales pesados, residuos del metabolismo proteico y residuos bacterianos y alimentarios. Todas estas sustancias pueden acumularse en la sangre y en los tejidos de sostén, perturbando el intercambio celular y alterando los «engranajes del motor orgánico». Estas moléculas nocivas pueden igualmente penetrar en las células y dificultar las cascadas enzimáticas u otros procesos metabólicos vitales, como ya hemos visto.

Creo que ya ha quedado claro que para favorecer la detoxificación hepática específica se necesitan moléculas azufradas (metionina, cisteína, taurina, ajo, rábano negro...) —véase el capítulo 4a de la Segunda Parte— y que para realizar una buena higiene intestinal se necesitan prebióticos y probióticos (véase el capítulo 4a de la Segunda Parte).

Pues bien, estas acciones pueden potenciarse si se toman extractos de plantas depurativas disueltas en abundante agua. Yo particularmente recomiendo alcachofa, borraja, grosella, ulmaria, boldo, cardo mariano, desmodium, solidago, fumaria, bardana, sauco, etc. Tanto por su capacidad de detoxificación global como específica. Estas plantas las podemos encontrar en diferentes fórmulas diseñadas con el objetivo de realizar una estimulación emuntorial, algo que yo recomiendo con mucha frecuencia a mis pacientes, especialmente en la entrada del otoño y la primavera.

5

TERCER FUNDAMENTO DEL MÉTODO I.N.C.A.: LA REESTRUCTURACIÓN BIOLÓGICA CELULAR

Para emprender cualquier acción terapéutica es necesario comenzar por una buena **detoxificación celular,** y partir de los cinco pilares básicos ya analizados:

- Detoxificación hepática
- Higiene intestinal
- Neutralización de radicales libres
- Control ácido-base (pH)
- Agua y estimulación emuntorial

Existen otros cinco pilares fundamentales para la nutrición celular activa que son de vital importancia para poder completar una verdadera **reestructuración biológica celular:**

- Los oligoelementos
- Los cofactores enzimáticos
- Los ácidos grasos esenciales
- Los aminoácidos
- La vitamina C

Como éste no es un libro dirigido exclusivamente a profesionales, no voy a hacer una exposición detallada de la bioquímica de cada uno de estos grupos. Me limitaré a resumir la importancia que tienen para nuestro organismo.

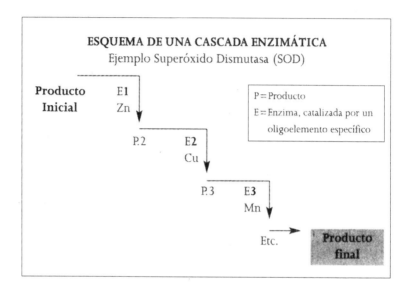

ESQUEMA DE UNA CASCADA ENZIMÁTICA
Ejemplo Superóxido Dismutasa (SOD)

Producto Inicial E1 Zn

P = Producto
E = Enzima, catalizada por un oligoelemento específico

P.2 E2 Cu

P.3 E3 Mn

Etc. **Producto final**

Cadena de consecuencias por una subcarencia en oligocatalizadores

> **Desórdenes biológicos**
> Pérdida de actividad enzimática, aumento de radicales libres, perturbaciones hormonales, etc.

↓

> **Debilidad del terreno - Trastornos funcionales**
> Astenia, agotamiento, falta de dinamismo, malestar general.

↓

> **Trastornos orgánicos agudos**
> El organismo comienza a utilizar válvulas de escape para indicar que «algo no va bien» (piel, pulmón, riñón, hígado, etc.).

↓

> Se establecen los trastornos orgánicos (se cronifican).

↓

> Se favorece la aparición de las llamadas «enfermedades de la civilización».

5a

LOS OLIGOELEMENTOS

Oligo es una palabra que proviene del griego *oligos*, que significa pequeño, poco numeroso. **Elemento**, en química, hace referencia a un cuerpo simple, es decir, a una sustancia que no puede descomponerse en otros cuerpos.

Los oligoelementos son, por tanto, **cuerpos químicos simples en pequeñas cantidades** (su concentración es menor o igual a 0,01% del peso seco del cuerpo humano). Resultan indispensables para la actividad normal de las células y para cientos de procesos vitales. Nuestro organismo es incapaz de sintetizarlos, por lo que debe **tomarlos** del medio ambiente.

La importancia biológica de los oligoelementos comenzó a valorarse tras los trabajos de Gabriel Bertrand, que descubrió la necesidad que tiene de ellos todo organismo vivo en indicios infinitesimales, como constituyentes de enzimas o como elementos que intervienen en la síntesis de las mismas, necesarios para el crecimiento y la reproducción. Primero descubrió que el manganeso desempeña el papel de enzima, utilizando el oxígeno del aire como substrato. Este descubrimiento le llevó a la conclusión de que los metales encontrados en cantidad ínfima debían desempeñar un papel esencial en los seres vivos. Entonces emprendió un estudio sistemático para determinar la lista y el porcentaje de estos oligoelementos y su acción fisiológica.

Sin embargo, fue Jaques Menetrier quien, en 1932, verificó experimental, clínica y biológicamente el papel de los oligoelementos en los cambios orgánicos y, por lo tanto, en la salud. Menetrier confirmó que la carencia de oligoelementos conlleva perturbaciones o enfermedades y mostró que la administración de oligoelementos en pequeñas dosis mejora numerosos trastornos funcionales.

Se sabe que:
- Toda sustancia viva, animal y vegetal se compone de un cierto número de elementos de construcción y de combustión cuyo porcentaje es importante. Son: el oxígeno, el hidrógeno, el nitrógeno, el carbono, el calcio, el potasio, el sodio, el magnesio, el azufre, el cloro, el fósforo, el silicio y el hierro, en definitiva, los **minerales**.
- De la misma forma, toda sustancia viva, animal y vegetal necesita también de un número bastante elevado de otros elementos contenidos en muy pequeña cantidad, al compararlos con el primer grupo, pero cuyo papel también es de vital importancia para actuar como «catalizadores» en infinidad de procesos enzimáticos. Entre ellos, están el manganeso, el cobre, el cobalto, el zinc, el cromo, el molibdeno, el vanadio, etc. Éstos son los **oligoelementos**.

Las reacciones enzimáticas

Los minerales y los oligoelementos catalizan las reacciones biológicas del organismo. Fijándose sobre los sistemas enzimáticos, aceleran considerablemente su velocidad y permiten las transformaciones necesarias para la vida.

Nuestro organismo posee alrededor de 15.000 enzimas, de

las cuales, actualmente, unas 2.000 están identificadas. Las reacciones enzimáticas no se producen de manera aislada, sino que se encadenan sucesivamente en largas cascadas. Además, a cada enzima corresponde uno o varios oligoelementos particulares. Por ejemplo, la *citocromo oxidasa*, implicada en la respiración de las células, es catalizada por el cobre; la SOD es activada por el zinc y el cobre dentro del citoplasma, y por el manganeso dentro de las mitocondrias (ver esquema).

Para asegurar un rendimiento óptimo, las cascadas enzimáticas necesitan un aporte equilibrado de oligoelementos y minerales. De hecho, un ligero descenso del número de oligocatalizadores disminuye la eficacia de las reacciones enzimáticas. Estos rendimientos mediocres se acumulan y el resultado global de la cascada pasa a ser malo. Así, los estados de subcarencias en oligocatalizadores pueden ser los responsables de desórdenes bioquímicos y de síntomas clínicos (astenia general, perturbaciones inmunitarias, enfermedades degenerativas, etc.).

Es lógico que uno se pregunte si es posible presentar subcarencias en oligoelementos y, como consecuencia, «meterse en esta espiral» de acontecimientos. Veamos, pues, algunas de las razones por las que existen muchas probabilidades de presentar estas subcarencias:

- **Inactivación. La polución medioambiental**
  La polución industrial nos contamina con tóxicos y metales pesados, las producciones agrícolas, con pesticidas, la polución de los mares genera mercurio y fosfatos a través de los peces, y el humo del tabaco nos contamina con cadmio y otras sustancias dañinas. Todos estos tóxicos que entran en nuestro organismo desplazan los oligoelementos de sus lugares activos. La perturbación de sus ac-

tividades catalíticas induce un exceso de radicales libres y un estrés oxidativo, originando patologías (véanse los capítulos 4 y 4c de la Segunda Parte).

- **Aportación insuficiente. Malnutrición**
Los productos agrícolas tienen alteradas sus concentraciones normales en oligoelementos debido a los abonos químicos, que además eliminan el cobre (antiinfeccioso) y el cobalto (antiparasitario). Las carnes de animales engordados con hormonas y otros anabolizantes exigen de nuestro organismo un esfuerzo adicional de asimilación y desintoxicación, que también provocará carencias. La mayoría de la población consume productos refinados pobres en vitaminas, minerales y oligoelementos (véase capítulo 3 de la Primera Parte).

- **Inactivación + Mala asimilación**
Los conservantes o estabilizadores, así como ciertos medicamentos, disminuyen la asimilación digestiva de los oligoelementos, volviéndolos inactivos (los destruyen en el mismo flujo sanguíneo). El mal estado de la flora intestinal, que en muchos casos es putrefactiva y no fermentativa, condiciona seriamente la asimilación de micronutrientes, entre ellos los oligoelementos (véanse los capítulos 4b y de la Segunda Parte 10 de la Primera Parte).

- **Exceso de eliminación. El estrés**
Se ha constatado, sin lugar a dudas, que el estrés físico o fisiológico, el ritmo de vida acelerado, las tensiones laborales constantes y el esfuerzo intenso provocan una pérdida mineral urinaria de zinc, magnesio, etc.
Desgraciadamente, estos cuatro factores suelen combinarse, creando subcarencias importantes en oligoele-

mentos en la mayoría de las personas. Algunos factores que ya he comentado, como la mala alimentación, la falta de ejercicio físico, la polución y la infinidad de productos químicos que ingerimos, a veces sin darnos cuenta, provocan la acidificación de nuestro interior. Ciertos oligoelementos, como el calcio o el magnesio, se utilizan para neutralizar el exceso de ácidos. Pero cuando la acidificación es constante (véase capítulo 4c), su desgaste causa que el sistema nervioso se altere, generando cansancio y falta de ánimo. Se pierde la resistencia frente al estrés. El organismo se vuelve exageradamente sensible y el sujeto nervioso, ansioso, irritable y angustiado. Esta sencilla reflexión nos recuerda que no se puede intentar corregir una depresión sin corregir los factores que desencadenan la acidificación y la merma en oligoelementos.

Para paliar estas subcarencias hace muchos años que recomiendo a mis pacientes que tomen oligoelementos en forma de cócteles que contengan de 10 a 12 oligoelementos y minerales en dosis fisiológicas, o incluso más, por toma. No soy partidario del uso de oligoelementos aislados, salvo casos muy concretos como el litio (catalítico no farmacológico) o el cobre. Estos oligoelementos, que normalmente se obtienen de manera natural del agua del mar sin sodio y del agua arcillosa purificada, deben presentarse en dosis fisiológicas, la mínima y necesaria para reemprender con éxito las cascadas enzimáticas o, mejor dicho, optimizar el funcionamiento de dichas cascadas. Esta presentación está libre de todo efecto secundario.

5b

LOS COFACTORES ENZIMÁTICOS

Sin entrar en observaciones muy precisas, denominaremos cofactor enzimático a aquel nutriente imprescindible para completar una reacción enzimática, resultando indispensable en múltiples reacciones celulares, y permitiendo una utilización energética y anabólica óptima de los alimentos a nivel de los grandes metabolitos (proteínas, hidratos de carbono y grasas). Por ejemplo, de la síntesis de ácido linoleico (aceite de girasol, onagra, etc.) en ácido gamma-linolénico, la enzima responsable es la Delta-6-desaturasa, que utiliza como cofactores el zinc, el magnesio y las vitaminas B6 y B8. Efectivamente, no sólo las **vitaminas del grupo B** actúan como cofactores, sino que son, sin lugar a dudas, las «**creadoras maestras**», asegurando miles de reacciones enzimáticas, en las que también participan los oligoelementos antes analizados.

Al igual que ocurre con los oligoelementos, no es extraño encontrar **subcarencias en vitaminas del grupo B** por diferentes motivos. Por un lado, la alimentación deficitaria como resultado del agotamiento de los suelos, la cocción a elevadas temperaturas y el refinamiento de los cereales. Por otra parte, el sujeto sometido a estrés tiene un desgaste muy elevado de vitaminas de este grupo, que raramente palia al no ser consciente de ello. La edad avanzada, la mala absorción digestiva y ciertos hábitos de alimentación favorecen las subcarencias.

A continuación, repasaré brevemente algunas de las características fundamentales que se dan en el metabolismo de las vitaminas del grupo B:

B1. Tiamina
Participa directamente en el metabolismo de los glúcidos, de los lípidos y de los aminoácidos.

Facilita la transmisión del influjo nervioso, combatiendo así los fenómenos del estrés.

B2. Riboflavina
Regula el metabolismo hormonal, estimulando la acción de la insulina.

Interviene en la formación de enzimas.

Participa en la producción de la energía necesaria para el metabolismo celular.

Imprescindible en el metabolismo de los principios inmediatos.

B3. Niacina
Participa en la producción de energía para el metabolismo celular.

Regula la tensión, la tasa de colesterol y la transmisión del influjo nervioso.

Esencial en el metabolismo de los principios inmediatos.

B5. Ácido pantoténico
Indispensable para el sistema nervioso central y para el crecimiento.

Participa en la regeneración de tejidos y en la cicatrización.

Beneficioso para las faneras (cabello, piel y uñas).

B6. Piridoxina

Indispensable en la regeneración de los glóbulos rojos.

Reguladora del buen funcionamiento del sistema nervioso.

Imprescindible en el metabolismo de las proteínas, de los aminoácidos y de los ácidos grasos.

B8. Biotina

Participa en numerosas reacciones celulares de síntesis bioquímica, especialmente de los ácidos grasos y de los ácidos nucleicos.

Beneficiosa para las faneras (piel, uñas y cabello).

B9. Ácido fólico

Indispensable en la reproducción celular, particularmente en la formación de los ácidos nucleicos.

Directamente implicado en la formación de hemoglobina, previene algunas formas de anemia.

Previene las malformaciones del tubo neural.

B12. Cianocobalamina

Indispensable en la síntesis de ácidos nucleicos, proteínas y en la multiplicación de glóbulos rojos.

Participa en numerosas reacciones enzimáticas.

Interviene en la regeneración de los tejidos.

5c

LOS ÁCIDOS GRASOS ESENCIALES

En el capítulo 7 de la Primera Parte ya comenté los graves inconvenientes de tomar aceites saturados o hidrogenados y las consecuencias alarmantes que ha tenido la industrialización y el manufacturado de los aceites en las últimas décadas. En este capítulo pretendo demostrar lo siguiente: nadie se cuestiona lo imprescindible de tomar diariamente alimentos que contengan vitamina C, vitaminas del grupo B, proteínas, de donde obtener aminoácidos, etc., porque culturalmente todo el mundo sabe que sin vitaminas, minerales, proteínas y glúcidos te mueres (aunque se desconozca el factor de las subcarencias sutiles); de la misma manera, se debería tener claro lo imprescindible de utilizar «todos los días» aceites insaturados de primera presión en frío. Según la Dra. Kousmine, el no hacerlo así, en los últimos años, ha provocado un buen número de **enfermedades crónicas y degenerativas.**

Los lípidos resultan imprescindibles para la vida, para conservar una salud óptima, como fuente de energía, como protectores estructurales de órganos internos, como parte vital de las membranas celulares, como precursores de moléculas vitales en la producción de hormonas y en infinidad de otros procesos metabólicos.

En las grasas **saturadas** (de la carne, del queso, de la mantequilla, etc.) cada átomo de carbono está completamente saturado con todo el hidrógeno que puede transportar. Es una grasa sólida y densa, como la grasa amarilla que encontramos en el pollo y en la ternera. Es conocida como el principal factor de riesgo para elevar los niveles de colesterol. Menos conocida por los profanos, pero de mayor importancia si cabe, es la relación existente entre las grasas saturadas y los procesos alérgicos, inflamatorios y ciertos trastornos autoinmunes.

Las grasas **insaturadas** (de origen vegetal y del pescado) se denominan así porque muchos de los átomos de carbono están «vacíos» y no transportan oxígeno. Los aceites insaturados (llamados también poliinsaturados), cuando se emplean para cocinar y se someten a altas temperaturas, se oxidan fácilmente y crean radicales libres.

Las grasas **monoinsaturadas**, como el aceite de oliva, son buenas para la salud. Contienen ácido oleico, que presenta 18 átomos de carbono y sólo 16 de hidrógeno, lo que la convierte en una grasa que fluye con facilidad (véase recuadro en el capítulo 7).

Omega 6 y omega 3

Los Ácidos Grasos Esenciales (AGE), grasas no saturadas, son precursores de las imprescindibles prostaglandinas, sustancias que cumplen funciones reguladoras similares a las hormonas. Por ejemplo, el ácido linoleico es un ácido graso de la familia omega 6, con su primer doble enlace en la sexta posición de la cadena de carbonos. Lo encontramos en aceites poliinsaturados, como el girasol, la semilla de onagra o la semilla de borraja. El ácido linoleico se trasforma en ácido gamma-linolénico, gracias a la intervención de la Delta6-desaturasa y sus cofactores (Zn, Mg, B6 y B8). Después pasa a ser dihomo-gamma-linolénico y, finalmente, se convierte en prostaglandinas PGE1 y, mediante Delta5-desaturasa, en PGE2. El interés particular de los aceites de onagra y borraja radica en su aporte directo de ácido gamma-linolénico, ya que en ocasiones su síntesis es imperfecta, bien por carencia de aporte por el tipo de aceite (girasol, cártamo, que contienen ácido linoleico), bien por la insuficiencia de la acción de la Delta6-desaturasa (falta de Zn, Mg, B6, B8).

Dado que el ácido dihomo-gamma-linolénico también puede transformarse en ácido araquidónico y luego en PGE2, lo normal sería que se mantuviera el equilibrio sutil entre estas prostaglandinas. Sin embargo, la alimentación moderna aporta un exceso de ácido araquidónico, presente en las grasas saturadas (carnes, queso, mantequilla), y pequeñas cantidades de ácidos grasos poliinsaturados, produciéndose así un desequilibrio con proliferación de prostaglandinas PGE2, ligadas íntimamente a factores proinflamatorios y proagregantes.

El otro AGE se llama ácido alfa-linolénico y es un aceite omega 3. Este aceite es aún menos saturado (posee más dobles enlaces). El primero se encuentra en la tercera posición de la cadena de carbonos. Esta estructura molecular le otorga diferentes propiedades. Estos aceites provienen primariamente de los aceites del pescado, particularmente de los llamados «azules». Las dos formas importantes de estos ácidos son el Ácido Eicosapentaenoico (EPA) y el Ácido Docosahexaenoico (DHA). Las prostaglandinas PGE3 se derivan exclusivamente de los ácidos grasos omega 3. La carencia en estos ácidos esenciales produce alergias, inflamación, sequedad en la piel, etc. Una deficiencia prolongada puede conllevar graves enfermedades autoinmunes.

Nuestro cuerpo necesita las tres clases de prostaglandinas, pero debe seguir un equilibrio apropiado. Un exceso de PGE2 (que suele ser muy habitual) puede ser un factor determinante en muchas enfermedades crónicas e inflamatorias.

Desde un punto de vista celular o molecular, ¿por qué son tan importantes los AGPI omega 3 y omega 6 y sus prostaglandinas derivadas? Porque muchas de las señales químicas que estimulan a una célula para que actúe lo hacen metabolizando y cambiando la capa lipídica de la membrana celular. Las señales que pueden impactar sobre esta capa van desde la adrenalina hasta la histamina, así como poderosos neurotransmisores como la serotonina y la dopamina. Si la capa lipídica es deficiente, se halla en mal estado o existe un desequilibrio cuantitativo o cualitativo entre las prostaglandinas, las señales químicas no producirán el efecto deseado y cientos o hasta miles de funciones del organismo se verán deterioradas.

El ácido gamma-linolénico (GLA)

Se encuentra principalmente en el aceite de **onagra**, en el aceite de **borraja** y en el aceite de grosella negra.

Acciones múltiples

Numerosos estudios científicos realizados en todo el mundo han demostrado la implicación del ácido linoleico y de sus derivados, el ácido dihomo gamma-linolénico y concretamente los PGE1, en diversas patologías que han sido catalogadas desde 1983 por Judy Graham.

El síndrome premenstrual

Cerca de un 40% de mujeres de 15 a 50 años conocen los síntomas premenstruales con más o menos intensidad. Éstos pueden ser de naturaleza física (hinchazón, falta de coordinación, retención de agua) o psíquica (depresión, irritabilidad, ansiedad). En un estudio efectuado en 65 mujeres que presentaban trastornos premenstruales serios, tratadas con aceite de onagra, en el 61% de los casos desaparecieron totalmente los problemas, y en el 23% se atenuaron. Debemos resaltar que el 72% de las pacientes experimentó una disminución de los dolores mamarios. El tratamiento se efectuó durante los 15 días de la segunda parte del ciclo, hasta que empezaron las reglas, con la toma de 2 a 4 perlas de 500 mg, dos veces al día, antes de las principales comidas. Por otra parte, es muy importante no consumir mantequilla o materias grasas de origen animal.

Las afecciones benignas de los pechos

La toma durante un período de 3 meses de aceite de onagra en las pacientes que presentan problemas cíclicos debidos a las menstruaciones genera una ligera disminución del aspecto granuloso de los pechos. Un tratamiento idéntico sobre unos síntomas no cíclicos, tales como algunas mastosis, provoca una gran atenuación de la sensibilidad mamaria. Se recomienda 2 perlas de 500 mg, 3 veces al día, durante 3 o 4 meses.

Enfermedades cardiovasculares, trastornos vasculares y tensión arterial

Varios estudios clínicos han demostrado que el aceite de onagra permite disminuir el colesterol, reducir la agregación de las plaquetas y bajar la tensión arterial. La toma de 6 a 8 cápsulas al día en 40 pacientes que presentaban una tasa elevada de colesterol provocó una bajada media del 20% de éste. Para conseguir un efecto óptimo, es necesario realizar un tratamiento de 12 semanas. Otras investigaciones realizadas en 33 hombres con una edad aproximada a los 72 años han puesto en evidencia una bajada de la agregación de las plaquetas en un período de 5 semanas.

Eczema, asma, alergia y fibrosis quística

El aceite de onagra actúa contra las alergias alimentarias y corrige las deficiencias inmunitarias en los pacientes atópicos, produciendo una estimulación de los linfocitos T. Un tratamiento de 12 semanas, tomando de 4 a 6 cápsulas al día, demostró una mejoría neta en 50 adultos atópicos que sufrían de eczema. Es posible administrarlo a los bebés, niños atópicos, friccionándolos en las zonas donde la piel es fina (interior de los muslos o el vientre), pero nunca sobre las lesiones, donde la penetración es menor.

Los niños hiperactivos

Existen dos problemas debidos a la hiperactividad de los niños: la carencia en ácidos grasos esenciales y la sensibilidad a algunos alimentos o complementos alimentarios. Estos niños muchas veces sufren eczema, asma, alergia o infecciones ORL. Una toma de aceite de onagra permite dejar el régimen de Feingold (régimen sin aditivos ni conservantes) y alimentarse de manera normal. Para algunos, la mejora es importante, con la desaparición de trastornos (eczema, asma, alergia e hiperactividad). Las posologías se adaptan según la edad y se asocian con frecuencia a las vitaminas C, B6, B3 y zinc.

La piel, el pelo, los ojos, la boca y las uñas

Los síndromes de SJÖGREN y de SIMCA (insuficiencia de las glándulas lagrimales y salivares) pueden mejorarse con el aceite de onagra, así como las irritaciones debidas a las lentes de contacto. Por lo tanto, el aceite de onagra es eficaz para estimular la secreción lagrimal, para el crecimiento del pelo, y para fortalecer las uñas frágiles. Las vitaminas E y F que contiene contribuyen a eliminar las imperfecciones de la piel y las arrugas que aparecen en la piel seca, aplicándolo en la cara.

Artritis reumatoide y otras afecciones inflamatorias

Un régimen pobre en carne y productos lácteos, es decir, pobre en ácido araquidónico, asociado con el aceite de onagra, demuestra ser eficaz contra las artritis inflamatorias. Por otra parte, investigaciones realizadas con ratas han demostrado su acción sobre la artritis reumatoide. También es eficaz en la lucha contra las úlceras, los espasmos de los vasos periféricos de algunos pacientes afectados de esclerosis sistémica u otros trastornos reumatoides.

En 1991, en Gran Bretaña, un estudio realizado durante 6 meses a doble ciego (producto a testar contra placebo) en 19 pacientes con artritis reumatoide demostró una reducción significativa de la rigidez matinal con 3 meses de suplementos en ácido gamma-linolénico.

La esclerosis en placas

En Gran Bretaña, el aceite de onagra es muy utilizado como coadyuvante en el tratamiento de esclerosis en placas. En 1979, la BIO-OIL Res-Ltd. efectuó un sondeo a 480 enfermos sobre su eficacia como complemento de su régimen alimentario (sin grasas saturadas). El 65% de las personas notó una mejoría en el ámbito de la locomoción y de la vista, de la reducción de los espasmos y una acción sobre el pelo, sobre la piel, sobre el ciclo menstrual y el tránsito intestinal. En 1977, el ARMS (Action for Research into Multiple Sclerosis) demostró que, de 176 pacientes que sufrían esclerosis en placas, 127 vieron que su estado mejoró transcurridos 4 meses.

Trastornos autoinmunes

El aporte en ácido linoleico y gamma-linolénico puede beneficiar el tratamiento de las enfermedades autoinmunes y las reacciones inflamatorias. Su acción consiste en modular la proliferación de linfocitos. En 1994, resultados científicos confirmaron el efecto inhibidor de los AGPI, actuando sobre las interleuquinas 2 y 1 (activadoras de la multiplicación de los linfocitos). Estos dos AGPI actúan directamente o por mediación de sus derivados sobre otras células implicadas en la respuesta inmunitaria, en particular, en los monocitos y en los macrófagos.

Mastosis

Diecisiete años de investigaciones clínicas en la Universidad de Medicina de Cardiff permitieron demostrar la eficacia del aceite de onagra en el tratamiento de las mastosis cíclicas y no cíclicas. Así, 324 pacientes que padecían la mastosis cíclica y 90 pacientes que padecían la no cíclica fueron tratados con danazol, bromocriptina o aceite de onagra. El 92% de las mastosis cíclicas y el 64% de las no cíclicas mejoró significativamente. Para este tratamiento, el aceite de ona-

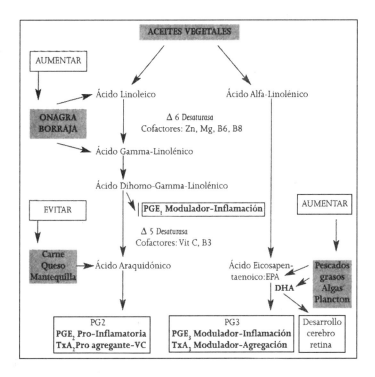

gra fue tan eficaz como los medicamentos usuales, sin presentar efectos secundarios.

Eczema atópico
Los problemas de piel, concretamente los eczemas atópicos, pueden mejorarse gracias a un tratamiento con aceite de onagra. Un estudio efectuado en 1989 por el doctor Horrobin y sus colaboradores confirmó una mejoría altamente significativa en el eczema atópico y en las descamaciones. Existe una correlación entre el aumento de las tasas de los AGPI plasmáticos y la mejora del estado clínico de los pacientes. En los niños con eczema atópico, un tratamiento a largo plazo por vía oral consigue a la cuarta semana una mejoría que se mantiene durante todo el período de tratamiento (20 semanas).

Trastornos cardiovasculares
Se sabe que los ácidos grasos saturados son hipercolesterolémicos, mientras que los insaturados tienen un efecto hipocolesterolémico. Estudios científicos demuestran que una alimentación rica en AGPI genera una normalización de los lípidos sanguíneos en las personas hiperlipidémicas, una bajada del LDL (colesterol malo) y un aumento del HDL (colesterol bueno). Provoca, asimismo, una reducción de la tasa de triglicéridos en la sangre. Otras investigaciones demostraron una disminución de la agregación de las plaquetas, con la disminución de la viscosidad de la sangre y la reducción del esfuerzo cardíaco. Por lo tanto, disminuye los riesgos potenciales de trombosis e infarto.

El ácido eicosapentaeónico (EPA) y docosahexaenoico (DHA)
Estos ácidos están presentes primariamente en los ácidos grasos **omega 3 del pescado.**

Acciones múltiples

El Dr. Richard Firshein recoge en su libro *La Revolución de los Farmanutrientes* la variada gama de dolencias que se ven mejoradas con el aporte de estos ácidos grasos:

Artritis

Un estudio de los *Annals of Rheumatology* demostró que pacientes tratados con aceite de pescado o aceite de onagra mostraban una significativa mejoría en sus síntomas, y al cabo de un año habían reducido espectacularmente el nivel de su medicación para la artritis.

Asma

La *International Archives of Allergy and Applied Inmunology* realizó un estudio en el que se examinaba el efecto del aceite de pescado sobre los asmáticos durante un año. Tras nueve meses, la función pulmonar de los sujetos que tomaban aceite de pescado se incrementó en un 23%, mientras que quienes tomaban un placebo no mostraron ninguna mejoría apreciable.

Inflamación del tracto digestivo

Los aceites de pescado son beneficiosos en la colitis ulcerosa y en la enfermedad de Crohn. Un reciente estudio italiano ha demostrado que las cápsulas de aceite de pescado, al alcanzar el intestino, producen una importante mejoría de los síntomas de la inflamación del tracto digestivo. También se observaron mejorías en los enterocitos. Disminuyeron las hemorragias, así como la distensión y el dolor abdominal, y los movimientos intestinales cobraron una forma más plena.

Enfermedades cardíacas

El aceite de pescado tiene un efecto profundamente beneficioso en las enfermedades cardíacas. Un estudio reciente demuestra que cuando hombres que siguen una dieta estándar comen pescado dos veces por semana, su tasa de mortalidad por enfermedades cardiovasculares disminuye hasta un 50%. Un estudio de *Archives of Internal Medicine* ha demostrado que el aceite de pescado tomado en cantidades moderadas reduce los triglicéridos y el colesterol perjudicial, los cuales son factores de riesgo para las enfermedades cardiovasculares.

Hipertensión arterial

El aceite de pescado puede rebajar la hipertensión. Un estudio realizado en 1990, publicado en el *American Journal of Hypertension*, mostraba que, en pacientes hipertensos, los suplementos de aceite de pescado reducían la tensión arterial, bajaban los niveles de triglicéridos y aumentaban la cantidad de tiempo que se tarda en formar un coágulo sanguíneo.

Diabetes

Los aceites de pescado pueden prevenir el daño en los vasos sanguíneos, tan común en la diabetes, que es realmente la causa subyacente de muchas de las devastadoras complicaciones de la enfermedad. Un estudio de 1980 publicado en Alemania halló que los ácidos grasos esenciales mejoraban la acción de la insulina y reducían el desarrollo de coágulos sanguíneos.

Síndrome premenstrual (SPM)

Un estudio del *European Journal of Clinical Nutrition* examinó a 181 mujeres danesas sanas con edades comprendidas entre 20 y 45 años. El dolor menstrual fue significativamente mayor en las que no incluyeron los omega 3 en su dieta, o en aquellas en las que el análisis de sangre mostró una proporción desfavorable de omega 3 y omega 6. El estudio concluía que los ácidos grasos marinos están relacionados con la reducción de los síntomas del SPM.

5d

LOS AMINOÁCIDOS

Nuevamente, más que dar una explicación detallada, voy a presentar un resumen de algunas de las actividades fundamentales en las que participan los aminoácidos.

Las proteínas son el componente vital de la vida, ya que las empleamos para formar nuestras propias estructuras, es decir, nuestro organismo, **formando o reparando los diferentes tejidos** de nuestro cuerpo. Además, son indispensables para la **formación de nuestras células** y sus miles de actividades. Son el componente principal de las enzimas, sin las cuales no serían posibles las reacciones que tienen lugar en nuestro organismo, controlando la obtención de la energía de los nutrientes y la formación de nuevas moléculas que mantienen y reconstruyen los tejidos. Asimismo, forman parte de las secreciones glandulares y de las hormonas, ayudan a mantener el equilibrio ácido-base en la sangre, participan en la eliminación de sustancias de desecho, etc.

Las moléculas de proteínas están formadas básicamente por compuestos de carbono, hidrógeno, nitrógeno y oxígeno, pero también intervienen con frecuencia el azufre y el fósforo y, ocasionalmente, las proteínas pueden incluir otros elementos como, por ejemplo, el hierro (en la hemoglobina) y el yodo (en la tiroxina). Estas moléculas, unas 20 en total, son los aminoácidos, que varían en forma y tamaño, pero todos poseen un grupo estructural común. De estos aminoácidos, ocho son esenciales (el cuerpo humano no puede fabricarlos, sino que los obtiene de la alimentación o suplementación). Los aminoácidos no esenciales también son imprescindibles para la salud, pero pueden ser sintetizados en el cuerpo por los aminoácidos esenciales. Nos obstante, el término «no esencial» no debe malinterpretarse. Por ejemplo, aunque la arginina, la ornitina, la cisteína, la taurina y la tirosina están clasificadas como aminoácidos no esenciales, en individuos que padecen ciertas enfermedades o carencias nutricionales pueden resultar esenciales. La histidina, generalmente, se considera esencial sólo para los bebés y los niños, aunque investigaciones recientes sugieren que pudiera serlo también para los adultos.

Si un aminoácido esencial se consume en muy poca cantidad, la efectividad de los otros aminoácidos disminuirá proporcionalmente. Ésta es la razón por la que debemos asegurarnos de tomar proteínas de calidad, y además, el producto debe tener un índice químico igual o mayor a 100, es decir, que todos sus aminoácidos deben estar perfectamente equilibrados para que la asimilación sea óptima.

La unión de aminoácidos forma proteínas, que pueden ser: holoproteínas (protaminas, histonas, albúminas, globulinas y escleroproteínas) y heteroproteínas (fosfoproteínas, glucoproteínas, lipoproteínas, metaloproteínas y nucleoproteínas). Las holoproteínas están formadas únicamente por aminoácidos, mientras que las heteroproteínas están formadas por aminoácidos y sustancias que no son de naturaleza proteica.

El peso molecular de las protaminas es de 8.000, el de las histonas es de 18.000, el de las albúminas oscila entre 30.000 y 100.000 (la ovoalbúmina del huevo, la seroalbúmina de la sangre y la lactoalbúmina de la leche), el de las globulinas es

superior a 100.000 (las globulinas séricas, las lactoglobuli-
nas, la ovoglobulina y el fibrinógeno), y finalmente, las escleroproteínas son proteínas de estructura fibrosa (colágeno
y queratina).

Además de aminoácidos, las fosfoproteínas contienen fósforo; las glucoproteínas, glúcidos; las lipoproteínas, lípidos;
las metaloenzimas, metales; y las nucleoproteínas, ácidos nucleicos.

Funciones bioquímicas esenciales

Los aminoácidos de cadena ramificada (BCAA), es decir, leu-
cina, isoleucina y valina, son aproximadamente un tercio del
tejido muscular y habitualmente se utilizan como fuente de
energía alternativa cuando el glucógeno del músculo está ago-
tado, y también para mejorar la resistencia muscular y ralentizar la pérdida de funciones motoras en ciertos trastornos
neuromusculares.

Los aminoazufrados (metionina, cisteína, glutatión —tripéptido— y taurina —no proteico—) desempeñan un papel
vital de detoxificación hepática al neutralizar los innumerables compuestos tóxicos que dañan el hígado. La metionina
es imprescindible para la fabricación de cisteína y la síntesis
del glutatión, además de formar parte del más eficaz agente
lipotrópico (S-adenosilmetionina o SAM). La cisteína, además de formar parte del glutatión y colaborar en la detoxificación hepática, posee propiedades antioxidantes, quelado-
ras de metales pesados, protectoras cardiovasculares (previene
la oxidación del colesterol LDL) y mucolíticas.

Otros aminoácidos, como la glutamina, la fenilalanina, la
tirosina y el triptófano, están presentes en funciones bioquímicas directamente relacionadas con el «estado de ánimo» y
el humor. Por ejemplo, la glutamina atraviesa la barrera he-
matoencefálica, donde se convierte en ácido glutámico, una

fuente principal de combustible en el cerebro. Además, la glutamina es un importante componente del tejido conectivo del tracto intestinal, mejorando su permeabilidad, y es el aminoácido más abundante en el músculo esquelético. La fenilalanina, al ser un precursor de la dopamina (compuesto que mejora el estado de ánimo), potenciar la producción de endorfinas y participar en la síntesis de la noradrenalina, está recomendada como nutriente vital en casos de depresión, de trastornos dolorosos y cuando se pretende mejorar la agudeza mental. Igualmente, la tirosina es precursora de la dopamina y de la noradrenalina, además de ser materia prima para la fabricación de las hormonas tiroideas. El triptófano potencia los niveles de serotonina, por lo que es fundamental para regular el estado de ánimo, inducir el sueño de manera natural (al ser precursor de la melatonina) y relajar en caso de ansiedad y trastornos obsesivo-compulsivos.

La carnitina actúa como tónico cardíaco (potencia la conversión de los ácidos grasos, combustible del músculo cardíaco), potenciador de energía (imprescindible para que penetren los ácidos grasos en las mitocondrias, para que se quemen, aportando energía) y agente reductor de los niveles de colesterol y triglicéridos. La glicina se comporta como un agente tranquilizante de la hiperexcitabilidad neuronal y, como componente vital del colágeno, acelera la reparación del daño tisular y muscular. La histidina es un quelador de metales pesados y resulta esencial en las primeras etapas de crecimiento infantil. La lisina, además de ser precursora de la carnitina, refuerza la integridad del tejido en las paredes de las arterias, es un quelador del plomo, favoreciendo su eliminación, y como suplemento parece prevenir la recurrencia de las infecciones herpéticas. La ornitina puede estimular la liberación de la hormona de crecimiento (aumentar las síntesis del tejido muscular) y colabora con la arginina al potenciar el transporte y almacenamiento de nitrógeno en el tejido muscular y en la conversión del amoníaco. La prolina participa en la reparación de las articulaciones y en la cicatrización tisular, ya que es uno de los componentes básicos del colágeno.

5e

LA VITAMINA C:
«LA REINA DE LAS VITAMINAS»

El primero que descubrió las propiedades de la vitamina C fue, en 1753, un médico escocés llamado James Lind. Si buscamos en los libros de historia, veremos que en aquella época, cuando los navegantes se hacían a la mar, contaban con unas raciones de alimentos que comprendían carne en salazón, galletas y agua. Con cierta frecuencia se veían aquejados de debilidad, encías inflamadas o sangrantes, se les caían los dientes, se les hinchaban las articulaciones, se les volvían a abrir las heridas que ya habían cicatrizado y, en la mayoría de los casos, acababan muriendo. El escorbuto (que era el nombre de esa enfermedad) era la causa más frecuente de las muertes en el mar. Lind aseguraba que el remedio para esa enfermedad era el zumo de lima y, siguiendo sus recomendaciones, los navegantes empezaron a llevar cargamentos de limas para sus largas singladuras. Sin embargo, las investigaciones acerca de la vitamina C no se llevaron a cabo hasta el siglo XX.

La vitamina C, conocida también como ácido ascórbico o ascorbato (es frecuente ver estas denominaciones en las etiquetas de los productos alimenticios), es una vitamina muy delicada que puede destruirse por la acción del calor, del aire y de la luz. También le afectan mucho los venenos y ciertos productos contaminantes como el humo del tabaco. Otra de sus propiedades es que es soluble en agua. De todas estas características, se deduce que el cuerpo no puede almacenarla durante mucho tiempo y que necesitamos ingerirla diariamente a través de los alimentos y la bebida, una característica que compartimos únicamente con las cobayas, los monos y los murciélagos frugívoros de la India, pues todos los demás mamíferos sintetizan esta vitamina en su propio organismo, a partir de la glucosa.

Dado que el ácido ascórbico pierde electrones tan fácilmente, es un buen agente reductor y, por tanto, un antioxidante excepcional en las reacciones intra y extracelulares (véase capítulo 4c de la Primera Parte). El ascorbato reduce el peróxido, los radicales hidroxilo y otros oxidantes reactivos. Además, el producto oxidado ácido dehidroascórbico puede reducirse, lo que hace posible su reutilización.

¿Cuánta vitamina C necesitamos?
Si usted viviese en Gran Bretaña, la dosis diaria recomendable sería de 30 mg. En los Estados Unidos es mayor: 60 mg. En Rusia es de 200 mg. Si usted fuese un animal de laboratorio al que intentasen mantener en óptimas condiciones, lo más probable es que recibiese una dosis 50 veces superior a la recomendada para los seres humanos. ¿A qué se deben todas estas discrepancias? Todo depende de lo que se pretenda conseguir.

Las DDR oficiales de Gran Bretaña y los Estados Unidos, al igual que las de España, corresponden a las concentraciones mínimas que se consideran suficientes para prevenir el escorbuto. Dicho de otra manera, si tomamos 30 o 60 mg de vitamina C al día nos aseguramos de que, durante cierto tiempo, tendremos reservas de vitamina C como para evitar el escorbuto.

Los experimentos realizados en Checoslovaquia por el doctor Emil Ginter con cobayas (que tampoco son capaces de sintetizar su propia vitamina C) revelaron que aquellos ejemplares a los que se habían suministrado cantidades de vitamina C lo suficientemente elevadas como para alcanzar concentraciones próximas al nivel de saturación vivían mucho mejor que las que tenían una menor concentración (*Prevention magazine, Understanding Vitamins and Minerals*, Rodale Press, Emmaus, Pennsylvania, 1984). El primer grupo tuvo menos problemas de colesterol y de piedras en la vesícula biliar que el segundo, cuando ambos se sometieron a un régimen que provocaba la aparición de cálculos biliares. Las cobayas que recibieron grandes dosis de vitamina C disfrutaban de una salud mucho mejor que aquellas que solamente recibían la cantidad indispensable para evitar el escorbuto.

El doctor W. M. Ringsdorf, de la Universidad de Alabama, opina lo siguiente (*Understanding Vitamins and Minerals*):

...si usted desea vivir una vida libre de infecciones, si desea mejorar su salud y reforzar su sistema inmunológico, si desea una óptima concentración de triglicéridos en la sangre, entonces deseará también ingerir unas dosis diarias de vitamina C muy superiores a las DDR.

El doctor Gintner analizó los propios tejidos humanos para averiguar cuál sería su «máxima capacidad» (*Understanding Vitamins and Minerals*). Descubrió que este valor debería ser de unos 5.000 mg (aproximadamente 64 mg/kilo). Por lo que sabemos acerca del metabolismo y la absorción de la vitamina C, se deduce que la cantidad que deberíamos ingerir a diario para mantener una concentración óptima es de 200 mg.

Pero incluso esta cantidad puede que sea insuficiente para muchos individuos. De entrada, porque presupone que las reservas de vitamina C ya han llegado a un nivel de saturación y que lo único que se precisa es mantener estas reservas. Una persona cuyo nivel sea inferior a los 5.000 mg es probable que, para empezar, necesite ingerir mayores dosis de vitamina para conseguir elevar sus niveles hasta el punto óptimo. Tampoco será suficiente para aquellas personas con niveles muy bajos, como los fumadores (cuyo DDR ya habrá ascendido por encima de los valores normales), los ancianos, diabéticos, personas sometidas a estrés, alérgicos o toxicómanos. Además, también puede haber causas genéticas o ambientales que hagan que una persona requiera dosis superiores para alcanzar el nivel de saturación. Por último, las concentraciones de vitamina C en sangre no son necesariamente un buen indicador de si hay o no concentraciones suficientes en otras partes del cuerpo. Recordemos, por ejemplo, que las concentraciones de vitamina C en los ojos suelen ser de 30 a 50 veces superiores a las de la sangre.

Quizá por ello sea necesario establecer algún tipo de normativa. Por ejemplo, se podría analizar la cantidad de vitamina C necesaria para reducir las concentraciones de colesterol en la sangre. La doctora Constance Leslie, patóloga del Pinderfields Hospital, Wakefield, en Yorkshire, Inglaterra, lo ha comprobado en sí misma (*Better Nutrition for Today's Living*, agosto de 1990). Comprobó que cuando ingería un gramo diario de ácido ascórbico (vitamina C) su concentración de colesterol en sangre disminuía de 230 a 140. Cuando interrumpía la toma, la concentración volvía a ser de 230. Repitió la experiencia con algunos pacientes del hospital y obtuvo resultados similares.

Otra forma de medir los requerimientos del organismo podría establecerse analizando la cantidad de vitamina C que necesitan las enzimas que actúan en un determinado nivel celular. Esto es lo que propone el doctor Mark Levine, investigador del laboratorio de biología celular y genética del National Institute of Diabetes, Digestive and Kidney Diseases.

Otra propuesta es medir la cantidad de vitamina C que se expulsa con la orina. Si no aparecen rastros de vitamina C, podría deducirse que esa persona ha metabolizado toda la vitamina C ingerida, o que su organismo presenta un estado carencial. De todos modos, hará falta bastante tiempo y numerosas investigaciones antes de que los expertos se pongan de acuerdo acerca de cuál es exactamente la cantidad de vitamina C que necesitamos. Lo que no se pone en duda es que las cantidades recomendadas de 60 mg son, en cualquier caso, insuficientes.

Linus Pauling y la vitamina C en dosis altas

Linus Pauling, matemático, físico y bioquímico, Premio Nobel de Química (1954) y Premio Nobel de la Paz (1962), publicó su primera obra sobre la vitamina C y el cáncer, alcanzando la suficiente resonancia como para provocar una polémica en torno a este tema. La idea de tratar a los enfermos restableciendo su equilibrio fisiológico mediante sustancias naturalmente presentes en el organismo era una teoría que podría tildarse «de vanguardista» e iba en contra de la concepción habitual: una enfermedad se cura con medicinas. Razonando sobre el desinterés de la medicina convencional por las constataciones evidentes en torno a la vitamina C, en *La Vitamina C y su uso diario* (1970), Pauling escribió:

> Podemos preguntarnos por qué médicos y autoridades en nutrición se muestran tan poco entusiastas respecto a una sustancia de la que se ha señalado, hace más de 40 años, que disminuye las afecciones debidas al resfriado en un 31%, con la

condición de ser tomada de forma regular en cantidades diarias relativamente débiles. Muchos factores han contribuido a esta falta de entusiasmo. Cuando se busca un medicamento para combatir una enfermedad, se ponen en marcha muchos medios para encontrar uno que sea eficaz al cien por cien. (Debo confesar que no comprendo por qué Cowan, Diehl y Baker no repitieron su investigación utilizando dosis diarias mayores de vitamina C.) A pesar de una toxicidad sumamente baja, al parecer, predominaba la idea de que el aporte de vitamina C debía mantenerse lo más bajo posible. Es una actitud muy adecuada con los medicamentos, en cuanto a sustancias que no están presentes normalmente en el cuerpo humano y que tienen casi siempre una toxicidad muy elevada, lo cual no se aplica a la vitamina C. Otro factor ha sido, probablemente, la falta de interés por parte de las compañías farmacéuticas hacia una sustancia natural, que se obtiene a un precio bajo y que se puede fabricar sin necesidad de licencia especial. ¡Qué pena! Porque aquí tenemos una sustancia capaz de eliminar el resfriado de la existencia humana.

Aunque podemos discrepar y puntualizar ciertas afirmaciones de Pauling, especialmente en lo referente a megadosis de 18 a 200 g al día, por lo demás, la experiencia de Pauling sobrepasa en mucho a la de sus detractores. Tal como él lo expresó reiteradamente y hemos comentado, las necesidades de cada uno son diferentes según su herencia, su modo de vida, su enfermedad, etc.

El Dr. Alain Bondil, en el libro *El método Kousmine*, se refiere a la acorde integración de las experiencias de Pauling en la metodología Kousmine:

La doctora Kousmine comprendió muy pronto el interés de los trabajos de Pauling. Aconseja a sus pacientes graves las megadosis de vitamina C que recomienda Pauling. En efecto, la experiencia le ha hecho comprobar que los enfermos no sólo soportan muy bien los 10 g diarios de vitamina C, sino que, y sobre todo, se sienten mejor. Nos ha enseñado a aconsejar la vitamina C, y es corriente prescribir de 2 a 5 g diarios a los enfermos depresivos, con estrés, con infecciones crónicas del árbol bronquial o infecciones del tracto urinario, etc.

Por ejemplo, la dieta, la higiene intestinal y la vitamina C son un trío extraordinario para el tratamiento del resfriado. Por otra parte, he podido comprobar personalmente que las encías que sangran al lavarse los dientes mejoran con mucha rapidez al consumir al menos un gramo de vitamina C cada día.

En contra de las ideas que se oyen aquí o allí, no se ha comprobado ningún efecto desagradable en nuestros enfermos, con excepción de una mayor o menor tolerancia gástrica, aunque no hay que olvidar que se trata de dosis altas. Para esos enfermos, un medio de esquivar el problema es reemplazar el ácido ascórbico por ascorbato. A veces, los enfermos acusan una aceleración del tránsito intestinal, lo que es una bendición para los estreñidos crónicos. Basta con reducir la dosis para que todo vuelva a su cauce normal sin mayores problemas.

Algunas personas son extraordinariamente sensibles a la vitamina C y no pueden soportar ni siquiera 1 g al día. ¿Se trata de una verdadera hiperreacción, o tan sólo de un efecto psicológico? En estos casos prescribimos dosis homeopáticas de vitamina C, asociándola con otras vitaminas. Parece que de esta manera se consiguen también excelentes resultados.

Por último, algunos señalan riesgos de cálculos urinarios, que se verían favorecidos por el estado de acidificación provocado por la ingestión de vitamina C en dosis altas. El problema no se presenta tomando ascorbato de sodio, (...) pero hay que precisar que la doctora Kousmine evita este riesgo vigilando y corrigiendo el equilibrio del pH urinario aconsejado por ella. Los enfermos que tratamos con patologías importantes —algunos desde hace muchos años— no han presentado hasta ahora ningún efecto secundario a estas megadosis de vitamina C.

Funciones biológicas de la vitamina C

Síntesis del colágeno
Su función es la de «cemento» intercelular y ocupa el 30% de toda la proteína corporal. Mantiene la salud y estructura de cartílagos y ligamentos, huesos, dientes y encías, piel y músculos, y endotelio vascular. El colágeno está formado por glicina, propolina e hidroxiprolina. La hidroxiprolina sólo se encuentra en el colágeno. La vitamina C es imprescindible para la síntesis de la hidroxiprolina a partir de la prolina. Un déficit de vitamina C = déficit de síntesis de hidroxiprolina. Se formará el colágeno, pero al faltarle la hidroxiprolina será débil y se romperá con facilidad. En un estudio de diez años de duración en 411 mujeres, publicado en 1996 en el *Journal of Arthritis and Rheumatism*, los investigadores demostraron que dosis de 140-2.000 mg de vitamina C parecen ralentizar la progresión de la osteoartritis, manteniendo la pérdida del cartílago al mínimo.

Sobre la cicatrización
La capacidad de curación de las heridas y fracturas depende de la cantidad de colágeno, que a su vez depende de la vitamina C. En las **fracturas**, la recuperación depende del calcio + vitamina C. En **cirugía**, se ha comprobado que en el

operatorio y en el postoperatorio hay disminución de vitamina C en plasma, lo que sugiere que se concentra en el lugar de la herida. Se recomienda en caso de úlceras varicosas.

En oxidación/reducción

En las reacciones químicas, por las cuales se pierde o se gana un ión hidrógeno. Forman parte de muchas reacciones del metabolismo: síntesis de aminoácidos y de neurotransmisores, síntesis de corticoides y de la hormona tiroidea...

Interviene en la absorción del hierro. Facilita el paso de ión férrico a ferroso, necesario para poder absorber el Fe. En la naturaleza del Fe se halla como ferroso y como férrico. En los alimentos tenemos hierro-hemo en las carnes y hierro-no-hemo en los vegetales.

La vitamina C reduce el hierro férrico de los alimentos vegetales (hierro-no-hemo) a hierro ferroso, que será la forma en que será absorbido. La vitamina C no tiene ningún efecto sobre la absorción del hierro-hemo (ferroso). Las sales inorgánicas de Fe son como el hierro-no-hemo (férricas) y necesitan la vitamina C para su absorción. El hierro-aminoquelado es como el hierro-hemo y su absorción no se modifica con la vitamina C (no precisa vitamina C para su absorción).

Sobre los músculos y el deporte

En el músculo

Para la contracción muscular se precisa la presencia de la carnitina, aminoácido no esencial, que se halla presente en las carnes y que el organismo sintetiza a partir de la lisina, con la participación imprescindible como cofactor de la vitamina C. Al disminuir la carnitina gastada por el esfuerzo, aparece la fatiga. En el escorbuto grave la muerte se produce por un fallo cardíaco por falta de carnitina, ya que ésta introduce ácidos grasos como combustible para la contracción del miocardio.

Transporta los ácidos grasos al interior de las mitocondrias, donde serán transformados en energía para la contracción muscular.

Los ancianos deficitarios en vitamina C tienen una gran debilidad muscular. Al darles un aporte de vitamina C, aumenta la camitina y ganan fuerzas.

En el deporte

Con 1 g de vitamina C disminuye la frecuencia cardíaca en 8-10 pulsaciones. Esto significa una mayor capacidad funcional, una mejor economía cardíaca. Comporta más sangre bombeada por latido, es decir, una mayor capacidad de distribuir nutrientes y oxígeno, con un menor gasto energético.

Por un lado, tenemos los efectos de la vitamina C sobre la camitina. Por otro, la vitamina C aumenta la cantidad de ácidos grasos en plasma, es decir, que habrá más combustible disponible para el músculo. Por este mecanismo, se ahorra glucógeno. Estas dos acciones tienen gran importancia en el ejercicio prolongado. La mayor capacidad cardíaca también se produce por el aumento de las hormonas del estrés (adrenalina y nor-adrenalina), propiciado por la acción de la vitamina C.

Sobre el colesterol

En cobayas privados de vitamina C se produce un gran aumento de colesterol y un rápido desarrollo de placas ateromatosas. Aumenta la tendencia a formar cálculos biliares de colesterol.

Estudios humanos han demostrado que a menor cantidad de vitamina C en plasma, mayor aumento de colesterol y grasas. Al tomar vitamina C, disminuye el colesterol, si está previamente elevado. Su acción se produce al aumentar la conversión de colesterol en ácidos biliares. La vitamina C aumenta la excreción de ácidos biliares por las heces. Estudios muestran que 1 g/día disminuye el nivel de colesterol en 6 semanas.

La vitamina C aumenta el HDL-colesterol.

El **déficit de vitamina C** es un factor en el aumento de enfermedades **cardiocirculatorias**.

La vitamina C actúa de varias maneras en la prevención de estos problemas: si existe un nivel de colesterol elevado y suplementamos con vitamina C, aumenta la producción hepática de citocromo P450, que transforma el colesterol en ácidos biliares y bilis. También acelera la producción del condrotín-sulfato-A, que actúa como «cemento» protector de la pared vascular. Al disminuir el condroitín-sulfato-A se daña o se debilita la pared arterial, propiciando la aparición de placas ateromatosas. Se ha visto que en los tratamientos con codroitín-sulfato-A disminuyen en un 80% las muertes por un nuevo infarto en pacientes que ya han sufrido uno anteriormente. El condroitín-sulfato-A también se halla en los cartílagos, siendo su déficit un factor importante en la aparición de artrosis. La vitamina C tiene una buena acción sobre la artrosis. El colágeno también es un factor de protección del endotelio vascular.

En estudios dietéticos se ha visto que dietas altas en colesterol y que, además, sean ricas en vitamina C, acaban generando una disminución del colesterol. Si en esta dieta se inducía un déficit de vitamina C (cocinando las verduras y frutas), se producía un aumento del colesterol. Los vegetarianos tienen un 75% menos de enfermedades coronarias.

Sobre la circulación

Como la vitamina E, la vitamina C es un factor de protección circulatoria, por varios motivos:

- Disminuye el colesterol, evitando las placas ateromatosas.
- Refuerza el endotelio vascular y capilar.
- Disminuye el riesgo de coagulación y, por tanto, de trombosis.
- Tiene una acción antihemorrágica.
- Es de utilidad en el tratamiento de las arañas vasculares y de los capilares rotos.

Sobre el corazón

Se ha visto que el nivel de vitamina C disminuye hasta el riesgo de escorbuto entre las 6 y las 12 horas después de haber sufrido un infarto. Diversos estudios sugieren que se halla concentrada en el corazón para ayudar a reparar la herida del miocardio. En un estudio realizado en 119 pacientes con cardiopatía que fueron sometidos a angioplastia en el Departamento de Cardiología de la Universidad de Tokai en Kanagawa, Japón, se demostró que los pacientes que tomaron 500 mg de vitamina C después de la cirugía tenían una tasa de estenosis recurrente del 24 %, en comparación con una tasa del 43 % en aquellos que no recibieron vitamina C.

En inmunidad: defensas e infecciones

Desarrolla una acción antiinfecciosa (parece que controla la síntesis de los anticuerpos) y es antitóxica respecto de los venenos químicos y toxinas bacterianas.

En general, aumenta las defensas y equilibra el sistema inmunitario. Aumenta la movilidad de los neutrófilos (quimiotaxis). Previene la pérdida de la respuesta quimiotáxica de los neutrófilos. Una vez se ha respondido a un estímulo quimiotáxico, les disminuye mucho la capacidad para dar una nueva respuesta. Es decir, no responde tan bien al segundo estímulo, a menos de que no se hallen saturados de vitamina C. Para ello, se precisan de 1,5-2 g/día de vitamina C.

Aumenta la fagocitosis: los microorganismos activan la formación de anticuerpos por los linfocitos. Los anticuerpos activan una sustancia llamada «complemento», que atrae los fagocitos para que destruyan los gérmenes. Esta reacción de inmunidad depende de la capacidad del fagocito para llegar al germen y de su capacidad de fagocitar. La vitamina C produce un aumento de la velocidad del desplazamiento del fagocito, de la capacidad de fagocitar y de la capacidad de los linfocitos para producir anticuerpos. Podemos ver las infecciones crónicas como si los fagocitos tuviesen una baja movilidad (disminuida la quimiotaxis).

Aumenta la producción de IgM, anticuerpos de la primera línea de defensa.

Aumenta la producción de interferón: la célula atacada por un virus desencadena la producción de interferón, una señal de alarma que pone en marcha las defensas. Es la primera señal de defensa frente a virus o cáncer. El interferón activa los macrófagos, que fagocitan virus y células cancerosas.

Aumenta la producción de gamma-globulinas, que requiere la presencia de vitamina C y cisteína.

- El uso de la vitamina C es importante en enfermedades infecciosas y víricas, en el paludismo, en alergias, en enfermedades de autoagresión inmunitaria (esclerosis múltiple, artritis, cáncer y Sida).
- Sobre los **resfriados**: en un estudio con 8.000 personas, 4.000 tomaban 1 g/día de fondo y 3 g/día al inicio del resfriado. De ellas, 4.000 fueron tratadas con un place-

bo. Se vio que no había diferencias entre ambos grupos en cuanto al número de personas que sufrían el resfriado, pero se constató que el grupo que tomaba vitamina C tuvo una disminución del 20-30% en cuanto a la duración e intensidad del resfriado y un 33% menos de bajas laborales. Disminuye la frecuencia, duración e intensidad de las enfermedades provocadas por el frío.

- En los riesgos de **hepatitis postransfusional:** se ha estudiado que 2 g/día es una medida preventiva en un preoperatorio en el que es posible que se realice una transfusión. También sirve como tratamiento preventivo después de una transfusión. En un estudio con 1.000 pacientes, se logró erradicar en un 100% la incidencia de hepatitis posquirúrgica con dosis de 2 g/día de vitamina C.

- En las **infecciones urinarias:** especialmente en la infección con *Escherichia Coli*. Un estudio demostraba un completo éxito en el tratamiento de la poliomielitis con dosis de 30-50 g/día por vía endovenosa. Es eficaz en el tratamiento de: sarampión, parotiditis, orquitis, neumonía vírica, herpes zoster y encefalitis.

Sobre el cáncer

Existe una relación entre menor consumo de la vitamina C y mayor incidencia de cáncer. Estudios en Japón revelan que un aumento de vitamina C en la dieta de 25 mg/día a 150 mg/día produce una disminución del 60% de posibilidades de aparición de cáncer. El nivel de vitamina C es un factor determinante en el desarrollo de resistencias frente a carcinógenos. El paciente de cáncer tiene unas necesidades muy elevadas de vitamina C.

Acción de la vitamina C en el cáncer: aumenta la eficacia del sistema inmunitario y la inmunocompetencia. Detoxifica e inhibe la acción de los carcinógenos. Ayuda al colágeno en su acción de encapsular el tumor.

Detoxifica las nitrosaminas: se forman a partir de los nitratos y se relaciona con cáncer de esófago, estómago, colon, vejiga. Los nitratos de la comida, por la acción bacteriana, se transforman en nitritos; éstos se hallan presentes en conservantes de carnes, embutidos ahumados, etc. Los nitritos, combinados con aminas (producto de la digestión proteica), se transforman en nitrosaminas, potentes cancerígenos.

La vitamina C detoxifica al organismo de los nitritos y de las nitrosaminas ya formadas. Esta acción sólo es posible si se hallan juntos en el estómago la vitamina C y los nitratos. Se ha calculado que necesitamos 2 g/día para protegernos. Cuanto más nitrato haya en la comida, mayor será la necesidad de vitamina C. Es importante la relación vitamina C/nitritos: en cánceres de estómago inducidos por nitritos (en animales) se ha demostrado que 1/1 protege al 37% de animales, 2/1 protege al 74%, 4/1 protege al 93%.

Se sabe que al disminuir el ácido clorhídrico se produce un aumento de nitrosaminas. La aclorhidria y las resecciones de estómago provocan un aumento de la tendencia al cáncer.

Es un protector del cáncer de vejiga: un metabolito de la degradación del triptófano, el llamado ácido hidroxiantranílico es un potente cancerígeno de la vejiga. La vitamina C excretada por la orina inactiva el ácido hidroxiantranílico, evitando así su acción cancerígena.

Protege del cáncer de intestino por la posible desactivación de los cancerígenos de la dieta.

Sobre la inmunocompetencia en el cáncer
La inmunocompetencia es la capacidad del sistema inmunitario de destruir células tumorales o de rechazar trasplantes. Los responsables son los linfocitos, y su capacidad inmuno-

competente depende de su nivel de saturación de vitamina C. Estudios con cobayas muestran que pueden aceptar y no rechazan trasplantes. Esto demuestra su baja inmunidad. Si se saturan los linfocitos con vitamina C se va a producir el rechazo con rapidez. En humanos, una dosis de 5-10 g/día produce un espectacular aumento de la inmunocompetencia.

Estudios con animales han llegado a la conclusión que la vitamina C previene la mutación a células malignas y que puede sanar células mutantes antes de que se transformen en tumor. Los estudios confirman la acción preventiva y sanadora de la vitamina C en los primeros estadios de la evolución tumoral.

Estudios con pacientes terminales (Dr. Cameron): 100 pacientes con 10 g/día se encontraron mejor, con más apetito, mayor energía y una disminución del dolor. Supervivencia de 293 días; 100 pacientes sin vitamina C: supervivencia de 38 días. Varios estudios confirman que dosis altas de vitamina C consiguen aumentar la duración y calidad de vida en pacientes terminales, además de la espectacular disminución del dolor.

Estudios con cultivos de células de leucemia mostraban que al añadir vitamina C al cultivo se producía una disminución del 25% en la extensión de las células malignas.

Es bastante eficaz en el melanoma, produciendo una inhibición del crecimiento celular que logra reducir el tumor en un 50% de su extensión. Resulta más eficaz si se añade cobre.

Detoxificante y anticontaminación
Su acción se produce al neutralizar tóxicos por una acción intrahepática, excretar tóxicos por el riñón e impedir aparición o neutralizar los radicales libres.

Protege de los metales tóxicos, ayuda a eliminar plomo por vía renal. Protege de la toxicidad de los insecticidas.

Protege de la intoxicación por benzeno (disolvente). El consumo de dosis altas de vitamina C disminuye en un 57% la mortalidad por benzeno (animales).

Protege de los efectos negativos del tabaco. Los fumadores de un paquete diario tienen entre 25-40% menos de vitamina C que los no fumadores, ya que un cigarrillo destruye de 25 a 40 mg de vitamina C. Los fumadores deberían de consumir por lo menos el doble de vitamina C. La vitamina C es un antídoto contra la nicotina y el acetaldehído que se hallan en el humo. En este caso, la combinación más interesante de desintoxicación sería: C, B1 y cisteína.

Protege del alcohol. El hígado desintoxica el alcohol transformándolo en CO_2 + agua, pero esta reacción sólo desintoxica el 5% del alcohol ingerido. El resto se transforma en acetaldehído y el hígado lo desintoxica a costa de un gran consumo de B1, de C y de minerales. Un bebedor moderado debería de consumir, sólo por el consumo de alcohol, 1 g/día de vitamina C.

Protege del cloro que, entre otros problemas, ataca a los hematíes e impide la utilización del hierro (Fe) por los hematíes.

Protege de las radiaciones de rayos x. Estudios en ratones muestran que la vitamina C ralentiza la división celular, de modo que la radiación tiene menos posibilidades de afectar a la división celular. En trabajadores expuestos se considera que la dosis de protección es de 10 g/día.

En la adicción a la heroína y drogas, desintoxica y actúa sobre la ansiedad y el ansia por la droga. De 2 a 6 g/día.

Protege de los efectos secundarios de los fármacos. Su acción básica se debe al estímulo de los sistemas desintoxicantes del hígado. Es necesario considerar que la mayoría de fármacos aumentan las necesidades de vitamina C.

Acción antioxidante

Evita la oxidación de los ácidos grasos poliinsaturados en las membranas celulares; en este sentido, su acción es parecida a las vitamina A y E.

Neutraliza los radicales libres, lo cual es un factor **antienvejecimiento**.

Protege al ácido fólico de la oxidación y es necesaria para transformarlo en su forma biológicamente activa: el ácido folínico.

Otros estudios de interés

Estudios clínicos realizados por los Drs. Ewan Cameron y Linus Pauling mostraron que pacientes con cáncer terminal que fueron suplementados con 10 gramos por día de vitamina C, sobrevivieron un tiempo significativamente más largo que pacientes semejantes que no tomaron suplementos de esta vitamina, presentando un retroceso del tumor en algunos pacientes con cáncer de pulmón, páncreas, intestino delgado, colon, mama o riñón. Además, los pacientes también obtuvieron un mayor bienestar, mejoró su apetito, aumentando su agilidad mental y su fuerza física, requiriendo menor cantidad de drogas analgésicas. El Dr. Abraham Hoffer ha aportado resultados semejantes en pacientes de cáncer empleando un régimen que incluye 12 gramos al día de vitamina C, así como vitamina E, vitaminas del grupo B, beta-caroteno, selenio y otros minerales.

Un grupo de científicos dirigidos por el Dr. Mark Levine en el Instituto Nacional de Salud Americano presentó los resultados de su estudio sobre la ingesta de vitamina C en las Actas de la Academia Nacional de Ciencias con el título *Farmacocinética de la vitamina C en voluntarios sanos: evidencia para un recomendable consumo dietético.* Su cuidadoso estudio concluyó diciendo que la cantidad diaria recomendable de vitamina C de 60 mg al día debía aumentarse a 200 mg al día, exactamente la misma recomendación propuesta por el Dr. Linus Pauling casi veinte años atrás.

Otro trabajo efectuado por los Drs. Ewan Cameron y Linus Pauling en Scotland, el Dr. Abraham Hoffer en Canadá, y los Drs. Fukumi Morishige y Akira Murata en Japón, ha mostrado que la vitamina C podría ser una valiosa herramienta coadyuvante al tratamiento convencional del cáncer.

El National Cancer Institute, en una conferencia histórica celebrada en septiembre de 1990 a la que asistieron multitud de científicos de todo el mundo, lo resumió de la siguiente manera:

> Siguen acumulándose evidencias de que la vitamina C posee numerosos efectos biológicos, incluyendo algunos que pueden estar relacionados con la prevención del cáncer. Los datos presentados han conseguido reconsiderar la importancia de esta sustancia en acontecimientos fisiológicos y clínicos.

En febrero de 1992, Gladys Block (Universidad de California, en Berkley) pidió a otros científicos que enviaran una petición a la FDA para que ésta considerara la posibilidad de conceder a la información sobre la acción de la vitamina C contra las cardiopatías un estatus de «afirmación oficial», indicando que la evidencia sugería que la vitamina C y otros antioxidantes son protectores contra el cáncer y contra las cardiopatías.

TERCERA PARTE

TABLA DE DIETOTERAPIA

Alimentos para el hígado y la vesícula

Evitar
Bebidas alcohólicas, grasas, exceso de proteínas (especialmente de origen animal), sal, *bacon*, embutidos, carne, nata, café, mantequilla, fritos, especias, harinas blancas (pan, pasta, etc.), marisco, lácteos y repostería.

Con moderación
Legumbres (lentejas, soja y azukis) mezcladas con cereales. Pescado a la plancha o cocido. Pollo de granja a la plancha o cocido.

Recomendables
Fruta (excepto naranja), verduras (excepto pimientos cocinados y coles de Bruselas) y cereales (los indicados en el apartado correspondiente).

Los más recomendables
Alcachofa, endibia, escarola, cardo, ciruela, níspero, cebolla, chucrut (col fermentada), rábano, aceite de oliva virgen.

Ayuda ortomolecular
Aminoazufrados, antioxidantes, prebióticos, vitaminas del grupo B, oligoelementos (especialmente azufre, molibdeno y selenio), cardo mariano, desmodium, alcachofera, borraja, diente de león, rábano negro.

Alimentos para el intestino

Evitar
Gluten, trigo, maíz, harinas en general, cerveza y bebidas alcohólicas en general, grasas, exceso de proteínas (especialmente de origen animal), embutidos, carne, café, nata, azúcar, mantequilla, fritos, especias, marisco, lácteos y repostería.

Con moderación
Legumbres (soja y azukis) mezcladas con cereales (puede ser recomendable evitar las lentejas). Pescado a la plancha o cocido. Pollo de granja a la plancha o cocido.

Recomendables
Fruta (muy bien lavada), verduras (excepto pimientos cocinados y coles de Bruselas) y cereales (los indicados en el apartado correspondiente).

Los más recomendables
Alcachofas, cardo, germinados, col, arándanos, higos, ciruelas, nísperos, papaya, cebolla, chucrut (col fermentada), rábano, aceite de oliva virgen.

Ayuda ortomolecular
Probióticos, prebióticos, antioxidantes, ácidos grasos omega 3 y omega 6 (onagra, borraja, aceite de pescado), vitami-

nas del grupo B (especialmente ácido fólico), oligoelementos (especialmente magnesio), glutamina, citroflavonoides, vitamina C, mirtilo, grosella.

Alimentos para el aparato locomotor

Evitar
Espinacas, espárragos (por el ácido oxálico), berenjenas, pimientos y patata verde (por los alcaloides solanáceos), bebidas alcohólicas y estimulantes, grasas, exceso de proteínas (especialmente de origen animal), sal, chocolate, azúcar, embutidos, carne, nata, yema de huevo, mantequilla, fritos, especias, marisco, lácteos y repostería.

Con moderación
Legumbres (lentejas, soja y azukis) mezcladas con cereales. Pescado a la plancha o cocido. Pollo de granja a la plancha o cocido.

Recomendables
Frutas y verduras (excepto las indicadas anteriormente) y cereales (arroz integral, trigo sarraceno y quinua).

Los más recomendables
Beber abundante agua (1,5-2 l/día), derivados de la soja (tofu, especialmente por su riqueza en isoflavonas), grosellas negras, castañas (desacidificantes), nueces, brotes de alfalfa, alcachofas, endibia, escarola, cardo, cebolla, chucrut (col fermentada), rábano, aceite de oliva virgen.

Ayuda ortomolecular
Aminoazufrados, antioxidantes, vitaminas del grupo B (especialmente B3, B5 y B6), oligoelementos, ácidos grasos ome-

ga 6 y omega 3, desacidificantes y remineralizantes (citratos y carbonatos de calcio, magnesio y potasio), vitamina C, glucosamina y condroitina (extraídas de cartílago purificado), grosella negra, ulmaria, bambú, ortiga.

Alimentos para el corazón y las arterias

Evitar
Bebidas alcohólicas, grasas y colesterol, sodio, exceso de proteínas (especialmente de origen animal), exceso de hierro hemo (presente en la carne), sal, *bacon*, embutidos, carne, nata, mantequilla y margarina, fritos, azúcar, yema de huevo, café, especias, marisco, lácteos y repostería.

Con moderación
Legumbres (lentejas, soja y azukis) mezcladas con cereales. Pescado a la plancha o cocido. El pescado azul puede ser muy recomendable si se cocina muy ligeramente (nunca frito, asado o a la parrilla). Pollo de granja a la plancha o cocido.

Recomendables
Fruta y verduras, cereales (los indicados en el apartado correspondiente).

Los más recomendables
Uvas, nueces, cebolla, calabaza, fresas (muy bien lavadas), mango, derivados de la soja, aceite de oliva virgen, brócoli, pomelo, ajo crudo, apio.

Ayuda ortomolecular
Antioxidantes, vitaminas del grupo B, flavonoides, vitamina C, ácidos grasos omega 3 y omega 6, coenzima Q-10, prebióticos, calcio, magnesio, potasio, selenio, oligoelementos,

espino blanco, muérdago, mirtilo, castaño de indias, melilo-
to, ginkgo biloba y grosellero negro.

Alimentos para el sistema nervioso

Evitar
Bebidas alcohólicas y estimulantes, grasas, exceso de proteínas (especialmente de origen animal), sal, café, azúcar,
chocolate, especias, aditivos, *bacon*, embutidos, carne, nata,
mantequilla y margarina, fritos, especias, marisco, lácteos y
repostería.

Con moderación
Legumbres (lentejas, soja y azukis) mezcladas con cereales.
Pescado a la plancha o cocido. Pollo de granja a la plancha
o cocido.

Recomendables
Frutas y verduras y cereales (avena, arroz integral, trigo sarraceno y quinua).

Los más recomendables
Germen de trigo, nueces, anacardos, albaricoque, levadura
de cerveza, piñones, jalea real, polen, alcachofas, endibia,
escarola, cardo, ciruelas, nísperos, cebolla, chucrut (col fermentada), rábano, aceite de oliva virgen.

Ayuda ortomolecular
Vitaminas del grupo B y adicionalmente B3, B6 y B1, antioxidantes, prebióticos, oligoelementos (especialmente zinc,
magnesio, calcio, selenio, manganeso), ácidos grasos omega
3 y omega 6, prebióticos, aminoácidos, colina, inositol, espino blanco, hipérico (si existe depresión y supervisado por

un especialista), melisa, lúpulo, pasiflora, valeriana, espliego (dependiendo del objetivo).

Alimentos para el aparato respiratorio

Evitar
Bebidas alcohólicas y estimulantes, aditivos, especias, yema de huevo, azúcar, chocolate, grasas, exceso de proteínas (especialmente de origen animal), sal, *bacon*, embutidos, carne, nata, mantequilla y margarina, fritos, especias, marisco, lácteos y repostería.

Con moderación
Legumbres (lentejas, soja y azukis) mezcladas con cereales. Pescado a la plancha o cocido. Pollo de granja a la plancha o cocido.

Recomendables
Frutas y verduras (excepto pimientos cocinados y coles de Bruselas), cereales (los indicados en el apartado correspondiente).

Los más recomendables
Ajo crudo, puerro, borraja, alcachofa, endibia, escarola, cardo, brócoli, dátil, higo, limón, pomelo, ciruela, níspero, cebolla, chucrut (col fermentada), rábano, aceite de oliva virgen.

Ayuda ortomolecular
Aminoazufrados, antioxidantes, prebióticos, vitaminas del grupo B, oligoelementos (especialmente magnesio, cobre, manganeso, selenio), ácidos grasos omega 3 y omega 6, propóleos, vitamina C, cardo mariano, desmodium, echinacea, liquen islándico, romero, tusílago, malva, borraja, diente de león, rábano negro (dependiendo del objetivo).

Alimentos para la piel

Evitar
Bebidas alcohólicas, grasas, exceso de proteínas (especialmente de origen animal), sal, *bacon*, embutidos, carne, nata, azúcar, chocolate, aditivos, especias, mantequilla y margarina, fritos, marisco, lácteos y repostería.

Con moderación
Legumbres (lentejas, soja y azukis) mezcladas con cereales. Pescado a la plancha o cocido. Pollo de granja a la plancha o cocido.

Recomendables
Fruta y verduras (excepto pimientos cocinados y coles de Bruselas), cereales (los indicados en el apartado correspondiente).

Los más recomendables
Derivados de la soja, mango, limón, alcachofa, apio, endibia, escarola, cardo, ciruela, níspero, cebolla, chucrut (col fermentada), rábano, aceite de oliva virgen.

Ayuda ortomolecular
Aminoazufrados, antioxidantes (especialmente vitaminas A y E), prebióticos, vitaminas del grupo B, oligoelementos, cardo mariano, desmodium, alcachofera, borraja, diente de león, rábano negro.

Alimentos y cáncer (prevención y coadyuvantes)

Como menciona el Dr. Roger Pamplona, «constituye una auténtica contradicción el hecho de que los alimentos, que deberían proporcionarnos salud y vida, se hayan convertido en la principal causa de cáncer».

Si descontamos el tabaco, que supone aproximadamente un 30% de los cánceres y otro 30% distribuido entre radiaciones, contaminación, estrés, virus y herencia, el resto está directamente relacionado con los hábitos alimentarios. No obstante, la triste realidad es que en muchos casos los tres grupos de factores se combinan en muchos individuos, o al menos dos de los tres.

Evitar
Bebidas alcohólicas, grasas, exceso de proteínas (especialmente de origen animal), sal, *bacon*, embutidos, azúcar, carne, nata, mantequilla y margarina, aceites comerciales, fritos, ahumados, harinas refinadas, exceso de calorías (obesidad), tabaco, salazones, benzopirenos (parte tostada de los alimentos fritos o asados), parrilladas, especias, marisco, lácteos y repostería.

Con moderación
Pescado a la plancha o cocido. Pollo de granja a la plancha o cocido. Según el caso, puede ser recomendable una alimentación estrictamente ovovegetariana.

Recomendables
Legumbres (lentejas, soja y azukis) mezcladas con cereales (arroz integral, trigo sarraceno y quinua). Frutas y verduras.

Los más recomendables
Brécol, zanahorias, col lombarda, rábano, tomate, fresas, grosellas, arándanos, uvas, piña, pomelo, limón, guayaba, mango, papaya, alcachofas, endibia, escarola, cardo, ciruela, níspero, cebolla, chucrut (col fermentada), aceite de oliva virgen y ajo crudo.

Ayuda ortomolecular

Antioxidantes, vitamina C, resveratrol, antocianósidos (mirtilo), quercitina, prebióticos, probióticos, niacina (B3), oligoelementos (especialmente selenio, molibdeno, germanio, cobre y zinc), coenzima Q-10, n-acetil-cisteína, glutatión reducido, glutamina, lignanos, enzimas proteolíticas, cúrcuma, muérdago, suma, cardo mariano, desmodium, alcachofera, borraja, diente de león, rábano negro y ciertos hongos (reishi, shitake y maitake).

REFLEXIONES
A MODO DE CONCLUSIÓN

El objetivo de esta obra ha sido despertar la mente del lector, «ciudadano de a pie» o profesional de las ciencias de la salud, hacia **la tremenda influencia que tienen nuestros hábitos alimentarios sobre la salud,** y que no nos podemos creer todo los que nos dicen en la publicidad sobre ciertos alimentos. Desgraciadamente, los intereses económicos de las multinacionales agroalimentarias son tan fuertes que será difícil, por ahora, que muchas de las realidades expuestas en este libro lleguen al gran público.

Por otro lado, resulta un tanto complicado presentar un libro que contenga la premisa de poder leerse con interés tanto por el profano como por el profesional que, tímidamente, inicia su acercamiento hacia la dietoterapia y la nutrición ortomolecular. Espero haber cumplido dignamente con este requerimiento. No obstante, existen libros que abordan la nutrición ortomolecular de manera específica. Los he referenciado en la bibliografía para aquellos que quieran ampliar su conocimiento sobre un tema tan apasionante y extenso que necesitaría docenas de tomos para abarcarse.

Como indiqué en el capítulo 2 de la Segunda Parte, **la salud depende de factores tan importantes como la alimentación, el ejercicio físico** (acorde a la edad y al estado particular) y **el bienestar emocional.** Creo que este último factor, si está desequilibrado, puede desmerecer el mejor trabajo en nutriterapia o nutrición ortomolecular. Pero no quiero pecar de simplista: desgraciadamente, he escuchado a algunos profesionales decir que este factor es la clave para recuperar cualquier estado de salud. Creo, al igual que el profesor Seignalet, que muchas alteraciones emocionales dependen de desequilibrios bioquímicos, íntimamente relacionados con la alimentación y los nutrientes esenciales. Pero también sé, a ciencia cierta, que determinadas experiencias vitales, especialmente las desgracias accidentales y los miedos (tan comunes hoy en día), pueden desencadenar profundas transformaciones a nivel físico. ¿Qué fue primero?... Ésa es otra historia a la que espero, algún día, dedicar otro trabajo.

Alexis Carrel (1873-1944), cirujano francés galardonado con el Premio Nobel en 1912, comentó en cierta ocasión: «Si los médicos de hoy no se convierten en los nutricionistas del mañana, los nutricionistas de hoy serán los médicos del mañana». Hace casi un siglo que este «visionario» pronunció estas palabras tan acertadas y que actualmente cobran un significado especial.

La creencia de que la alimentación convencional actual contiene todos los nutrientes que el organismo necesita es una insensatez. No se trata sólo de subcarencias (véase el capítulo 3 de la Primera Parte), sino también de excesos en alimentos desnaturalizados, pobres en nutrientes de calidad y ricos en toxinas que deterioran nuestra calidad de vida desde lo más profundo: las actividades enzimáticas. Creo que la verdadera medicina preventiva no puede ser simplemente una serie de prohibiciones como «no comer grasas, no fumar o no abusar del alcohol». Debe fomentar un estilo de vida activo, en el que el ejercicio físico, la alimentación sana, «sin venda en los ojos», y los complementos nutricionales adecuados se combinen para lograr una salud óptima, manteniéndola, o incluso recuperándola.

La otra alternativa está clara, «seguir con la venda en los ojos» y dar por buena la información oficial que dice que no necesitamos complementos nutritivos. Entonces uno «disfrutará» de la salud media de la que hablan la mayoría de médicos convencionales. Es decir, una situación «promedio» de resfriados, infecciones recurrentes, jaquecas, fatiga, dismenorreas, insomnio, ansiedad, obesidad, etc.

Muchas de estas afecciones y otras, que pudieran considerarse trastornos funcionales, al menos en sus etapas iniciales, no suelen tratarse con rigor desde el punto de vista biológico. Es más, algunos médicos suponen que si el paciente carece de un diagnóstico (conjunto reconocido de síntomas) claro, sus síntomas no son reales o se encuentran «sólo en su mente».

Un ejemplo de esto fue lo que pasó con el Síndrome Premenstrual antes de convertirse en un patrón reconocido, y es también lo que ha ocurrido en estos últimos años con el Síndrome de Fatiga Crónica. No obstante, la falta de un diagnóstico no significa que la salud sea óptima.

Observando con detenimiento, veremos que la causa subyacente de la mayoría de los síntomas tiene que ver con alteraciones biológicas relacionadas íntimamente con ciertos aspectos del modo de vida, especialmente con la nutrición y las alteraciones emocionales. Muchas de estas alteraciones se pueden aliviar sin necesidad de recurrir a medicamentos u operaciones quirúrgicas. Sin embargo, debemos ser sensatos y modestos y reconocer dónde termina nuestro trabajo y comienza el de otros. Las posiciones dogmáticas no benefician a nadie. Ni la de médicos empantanados en su *status quo*, ni la de seudoprofesionales de la medicina natural que, carentes de formación y creyendo que «han sido tocados por la mano de la divina providencia», piensan que pueden tratar la salud del prójimo.

Creo que la clínica del futuro pasa por el trabajo combinado y multidisciplinar, donde el médico, el investigador (biólogo o bioquímico), el nutricionista de alta formación, el psicólogo y quizás otros expertos de la medicina complementaria (acupuntor, naturópata, osteópata, etc.), con un buen nivel de formación, unan sus fuerzas con el objetivo más digno y trascendente, por encima de intereses personales y títulos grandilocuentes:

LA SALUD DEL PACIENTE.

BIBLIOGRAFÍA

Castellano

Aditivos alimentarios. B.O.E.: 22-1-96 para los colorantes, 12-1-96 para los edulcorantes y 22-3-97 para el resto.

Alegret, Pedro, *El libro de la nutrición*. Alianza, 1990.

Asociación Médica Kousmine, *El método Kousmine*. Urano, 1989.

Bean, Anita, *La guía de la nutrición del deportista*. Paidotribo, 1998.

Beckman, Harry, *Fenilalanina en los desórdenes afectivos*, 1983.

Binet, Claude, *Oligoelementos y oligoterapia*. Dangles, 1985.

Cervera, Cala, *Nutrición ortomolecular*. Enterpraise, 2000.

Chapman, Esther, *Sales bioquímicas*. Edaf, 1983.

Delaire, J., *El magnesio y los aminoácidos esenciales*. Biólogos, 1986.

Dessen, Liebing de, *La gran guía de la composición de los alimentos*. RBA-Integral, 1991.

Diccionario de nutrición y alimentos. Edicions Bellaterra, 1994.

Embid, Alfredo, *Enciclopedia de Medicina Funcional*. Mandala, 1990.

Firshein, Dr. Richard, *La revolución de los farmanutrientes*. Edaf, 2000.

Fitness, salud y nutrición. Rombo, 1996.

Guía de aditivos, conservantes y colorantes. Obelisco, 1997.

Hibbeln, J. R.; Salem, N., *Ácidos grasos poliinsaturados en la dieta para la depresión,* 1995.

Janson, Dr. Michael, *La revolución de las vitaminas.* Sirio, 1997.

Keros, Philip, *Minerales y oligoelementos.* Los informes de la A.F.M.O. n° 14.

Lagarde, Claude, *Radicales libres y oligoelementos.* Los informes de la A.F.M.O. n° 1.

Lipton, M.; Mailman, R.; Nemeroff, *Vitaminas y megavitaminas en la terapia del sistema nervioso,* 1979.

Mervym, Leonard, *Diccionario de las vitaminas.* Edaf, 1990.

Murray, Michael; Pizzorno, Joseph, *Enciclopedia de Medicina Natural.* Tutor, 1996.

Pamplona, Dr. Jorge D., *El poder curativo de los alimentos.* Safeliz, 2002.

Pamplona, Dr. Jorge D., *Enciclopedia de los alimentos.* Safeliz, 2001.

Passwater, Richard A., *La nueva supernutrición.* Tutor, 1998.

Picard, Henri, *Utilización terapéutica de los oligoelementos.* Sirio, 1985.

Pires, Antonio, *Cuadernos de Naturopatía, Oligoterapia y Litoterapia.* Edición VII, 1997.

Polunin, Miriam, *Minerales para la salud.* Edaf, 1982.

Ross, D. Harvey M., *Vencer la depresión,* Obelisco, 1996.

Seignalet, Dr. Jean, *La alimentación, la tercera medicina.* RBA-Integral, 2003.

Weill, Dr. A., *La curación espontánea.* Urano, 1995.

Francés

Alais, C.; Linden, G., *Biochimie Alimentaire.* Editions Abrégés Masson, 1991.

Bloch-Janin, F., «Les acides gras oméga 3 agissent sur le développement cérébral». *Le quotidien du médecin* n° 6272 - 27/04/98.

Bourre, Dr. Jean Marie, *La dietétique du cerveau de l'intelligence et du plaisir*, 1991.

Chappuis, Philippe, *Les oligo-éléments en médecine et biologie*. Éditions Lavoisier, 1991.

Couzy, F.; Mareschi, J.P., «Implications nutritionnelles des interactions entre les éléments minéraux». *Médecine et nutrition*, 1996.

Curtay, Jean Paul; Souccar, Thierry, *Le Programme de longue vie*. Éditions Seuil Pratique, 1990.

Kanny, G.; Moneret-Vautrin, D.A.; Sergeant, P.; Hatahet, R., «Diversification de l'alimentation de l'enfant. Applications au cas de l'enfant de famille atopique». *Méd et Nut*. 1996; T.32 N°3: 127-131.

Kousmine, Catherine, *Sauver votre corps*. Éditions Robert Laffont, 1987.

Lalau, J.D.; Pawlak, S.; Vilfroy, M., «Sources alimentaires, rôles physiologiques et besoins minéraux. I. Sodium, Potassium, Calcium, Magnésium». *Dossier enseignement*, 1997.

Lalau, J.D.; Pawlak, S.; Vilfroy, M., «Sources alimentaires, rôles physiologiques et besoins minéraux et éléments traces. II. Fer, Zinc, Cuivre, Sélénium». *Dossier enseignement*, 1997.

Massol, Michel, «L'Oligothérapie: un des piliers de la nutrithérapie». *Cahiers de Biothérapie* n° 125. 1994.

Massol, Michel, *La Nutriprévention*. Éditions Puf, 1997.

Massol, Michel, *La Nutrithérapie*. Éditions Puf, 1998.

Odent, M., *Les Acides Gras Essentiels*. Édition Ligier, 1990.

Oneret-Vautrin, D.A., «Les problèmes actuels posés par l'allergie à la cacahuète (arachide) chez l'enfant». *Méd et Nut*. 1994; T.XXX N°2: 95-97.

Pelmont, Jean, *Enzymes – Catalyseurs du monde vivant*. Éditions Puf, 1995.

Picard, H., *Utilisation thérapeutique des oligo-éléments*. Éditions Maloine, 1975.

Seignalet, Jean, *Encrassage et maladies liées au vieillissement. Intérêt thérapeutique d'un régime alimentaire ancestral*. Los Informes de la A.F.M.O. nº 17.

Seignalet, Jean, *L'Alimentation ou la troisième médecine*. Éditions François Xavier de Guibert, 1998.

Simonoff, Monique, «Déficit en Chrome et risque cardio-vasculaire». Centre de la Recherche Scientifique CENBG. 33170 Bordeaux Gradignan, France. 1996.

Strick, Lionel, *L'oligothérapie exactement*. Éditions Roger Jollois, 1991.

Williot, Pierre, *Les oligo-éléments pour votre santé*. Éditions Chiron, 1986.

Inglés

Anderson, J. W., «Dietary libre and suman health», *HortScience* 25(12): 1488-1495, 1990.

Bailey, D. G.; Maleoim, J.; Arnold, O.; Spence, J. D., «Grapefruit-juice and drugs-how significant is the interaction?», *Clin. Pharmacokinet.*, 26(2):91-98, 1994.

Bell, L. P.; Hectom, K. J.; Reynolds, H.; Hunninghake, D. B., «Cholesterol-lowering effects of soluble-fibre cereals as part of a prudent diet for patients with mild to moderate hypocholesterolemia», *Am. J. Clin. Nutr.*, 52(6):1020-1026, 1990.

Bendich, A.; Krinsji, M. M.; Mathews-Roth; Taylor, R.E., *Carotenoids: Chemistry and Biology*. New York, NY: Pienum Press. pp. 323-336, 1990.

Bertram, J. S.; Pung, A.; Churley, M.; Kappock, J.; Wilkens, L. R.; Cooney, R. V., «Diverse carotenoids otect against chemically induced neoplastie transformation», *Carcinogenesis*, 12:671, 1991.

Block, G., «The data support role for antioxidants in reducing cancer risk», *Nutrition Reviews* 50(7)207-213, 1992.

Bors, W.; Heller, W.; Michel, C.; Stettmaier, K., «Flavonoids and polyphenols», 1996.

Brown, M. G.; Kilmer, R. L.; Bedigian, K., «Overview and trends in the fruit juice processing industry». Fruit Juice Processing Technology. Auburndale, FL: Ag5cience, pp. 1-22, 1993.

Crowell, P. L.; Chang, R. R.; Ren, Z.; Elson, C. E.; Gould, M. N., «Selective inhibition of isoprenylation of 21-26 kDa proteins by the anticarcinogen d-limonene and its metabolites», *J. Biol. Chem.*, 266:17679-17685, 1991.

Ducharme, M. P.; Provenzo, R.; Dehoorne-Smith, M.; Edwards, D.J., «Though concentrations of cyclosporine following administration with grapefruit juice», *Brit. J. Clin. Pharmacol.*, 36:457-459, 1993.

Gaziano, J. M.; Manson, J.E.; Ridker, P. M.; Buring, J.E.; Hemnekens, C. H., «Beta-carotenc therapy for chronic stable angina», *Circulation*, 82(4) (Suppl. III) 201, 1990.

Mackerras, D., «Antioxidants and health», *Food Australia* (Suppl.) 47(11):1-23. 109, 1995.

Mathews-Roth, M. M., «Recent progress in the medical application of carotenoids», 1991.

Mazza, G., «Anthocyanins in edible plant parts: a qualitative and quantitative assessment», Antioxidant Methodology In vivo and In vitro Concepts, Champaign, IL: AOCS Press. pp. 119-140, 1997.

Micozzi, M. S.; Beecher, G. R.; Taylor P. R.; Khachik, F., «Carotenoid analyses of selected raw and cooked foods associated with a lower risk for cancer», J. Nati. Cancer Inst., 82:282-285, 1990.

Middieton, E.; Kandaswami, C., «Potential health-promoting properties of citrus flavonoids», *Food Technol.*, 11: 115-119, 1994.

News aspects of trace element research. Editions Smith Gordon. London. Trace Element. Institute for UNESCO.

Pisba, E.; Pezzuto, J.M., «Fruits and vegetables containing compounds that demonstrate pharmacological activity in humans», *Economic Med. Plant Res.*, 6:189-233, 1994.

Prasad, K. N.; Edwards-Prasad, J., «Expressions of some molecular cancer risk factors and their modification by vitamins», *J. Arn. Col. Nutr.*, 9:28-34, 1990.

Redd, J. B.; Hendrix, Jr.; C.M., «Processing of natural citrus oils and flavors», Fruit Juice Processing Technology. S. Nagy, C. S. Chen and P. E. Shaw, Aubumdale, FL: AgScience, pp. 83-109, 1993.

Rouseff, R. L.; Nagy, S., «Health and nutritional benefits of citrus fruit components», *Food Technol.*, 11:125-132, 1994.

Steinmetz, K. A.; Potter, J. D., «Vegetables, fruits, and cancer. 11. Mechanisms», *Cancer Causes and Control*, 2:427-442, 1991.

Strannegard, I.L.; Svennerholm, L.; Strannegard O., «Essential fatty acids in serum lecithin of children with atopic dermatitis and in umbilical cord serum of infants with high or low IgE levels», *Int Arch Appl Immunol*, 82 (3-4): 422-423, 1987.

Tillotson, J. E.; Gershoff, S. M.; Humber, A. M.; Crim, M. C., «Review of the medical and nutritional literatura pertaining to the health and benefits of citrus fruits and juices», Food Policy Instituto, Tufts Univ., Medford, MA, 1993.

Venuta, A.; Spano, C.; Laudizi, L.; Bettelli, F.; Beverelli, A.; Turchetto, E., «Essential fatty acids: the effects of dietary supplementation among children with recurrent respiratory infections», *J Int Med Res* Jul; 24(4): 325-330, 1996.

White, D. R.; Lee, H.S.; Kruger, R.E., «Reversed-phase HPLCfflC determination of folate in citrus juice by direct injection with column switching», *J. Agrie. Food Chem.*, 39:714-717, 1991.

Zhang, L. X.; Cooney, R. V.; Bertrarn, J. S., «Carotenoids enhance gap junctional communication and inhibit lipid peroxidation in C3H/IOTI/2 celis: relationship to their cancer chemopreventive action», *Carcinogenesis*, 12:2109, 1991.

REFERENCIAS DE INTERÉS

I.N.C.A.
Instituto de Nutrición Celular Activa
Director: Felipe Hernández Ramos
Fuenterrabía, 31, 1° dcha – 20005 San Sebastián – Guipúzcoa
Telf. 902 19 40 23 – 943 29 27 66
E-mail: incanut@euskalnet.net
Web: www.nutricioncelular.es

A.E.N.T.O.C.
Asociación Española de Nutricionistas y Terapeutas Ortomoleculares Cualificados
Presidenta: Roser Soler
Telf. 696 047 681
Web: www.aentoc.es

A.F.M.O.
Asociación Francesa de Medicina Ortomolecular
Association non lucratif
121 – Rue de Turenne – 75003 – París
Coordinador para España: Felipe Hernández